DABING YUFANG XIAN CHU SHI RE DU

大病预防先除湿热毒 ②

► 孔繁祥 著 ◄

吉林科学技术出版社

图书在版编目（CIP）数据

大病预防先除湿热毒. 2 / 孔繁祥著. -- 长春：吉林科学技术出版社，2016.2
ISBN 978-7-5384-9540-9

Ⅰ．①大… Ⅱ．①孔… Ⅲ．①湿热（中医）－防治 Ⅳ．①R228

中国版本图书馆CIP数据核字(2015)第165904号

大病预防先除湿热毒②

著	孔繁祥
出 版 人	李 梁
责任编辑	孟 波　赵洪博　姜脉松
封面设计	孙 倩
制 版	长春创意广告图文制作有限责任公司
开 本	710mm×1000mm　1/16
字 数	240千字
印 张	17
印 数	22 001-27 000册
版 次	2016年2月第1版
印 次	2016年6月第3次印刷
出 版	吉林科学技术出版社
发 行	吉林科学技术出版社
地 址	长春市人民大街4646号
邮 编	130021

发行部电话/传真　　0431-85635176　　85651759　　85635177
　　　　　　　　　　　　　　　85651628　　85652585

储运部电话　0431-86059116
编辑部电话　0431-85630195
网　　　址　www.jlstp.net
印　　　刷　长春第二新华印刷有限责任公司
书　　　号　ISBN 978-7-5384-9540-9
定　　　价　29.90元
如有印装质量问题可寄出版社调换
版权所有　翻印必究　　举报电话：0431-85635186

前言
养生防病就要除湿除热

如今，养生成了人们生活中的重头戏。人们在吃穿住行方面有了保障，过上了幸福的生活，那么接下来，就是让身体健康长寿，尽情享受这来之不易的幸福。

养生虽被越来越多的人重视，但绝大多数人却并不懂得养生之道，不知道该如何养生，甚至有些人见他人养生，也盲目地跟着效仿。殊不知，每个人的体质不同，所处的生活环境不同，甚至每天的饮食、起居习惯等都不尽相同，因此，这种盲目的效仿只会与养生背道而驰，越养身体状况越差。真正懂得养生的人总是懂得从哪里下手去保持身体健康。

养生有多种方法，可能需要你将五脏六腑养护好，可能需要你将经络疏通好，可能需要你每天进行一些有针对性的运动……而在众多的养生方法之中，除湿除热便是养生防病的一种。

不少人对待生病有着一个共同的态度——扛着，感冒了扛着，发热了扛着，胃疼了扛着……直到最后实在扛不住了、顶不住了，才会吃药、就诊。正是因为有了这种态度，才让原本不该称为病的症状最终演变为病，而且治疗起来非常棘手。其中因为湿热诱发的病症就是如此。

湿和热是存在于自然界和人体内的两种很正常的气，因为超出了人体承受范围，才转变成了邪气，致使身体患病。不过当湿热侵袭身体时，身体会通过一些症状表现出来，比如口苦口干、大便黏滞、小便短赤、身困体重、身上不明原因地起湿疹等，这些都是身体湿热症给我们的提示。可结果怎样呢？大家往往对这些毫不重视，因为它们不痛不痒，即便有痛痒症状，也觉得还可以承受，没什么大不了。

正是因为有了这样的想法、这样的态度，才让这些轻微的症状逐渐转成较为严重的病，比如胆囊炎、胆结石、膀胱结石、尿道炎、肾炎，甚至更为严重的疾病。而到了这一步才进行治疗，就很麻烦了。一些危及生命的病症更是让人悔之莫及、遗憾终生。因此养生防病，一定要除湿除热，不让多余的湿热在体内肆虐。

那么该如何除湿热呢？这也是我们要为各位读者介绍的重点。

湿热袭击身体，重点还是对脏腑的侵袭，比如脾胃就是湿热侵犯的重点，这也源于脾在身体中的功能特点所致，在书中我们会为大家详细介绍。此外，肝胆、心肺也是湿热容易侵袭的脏腑，下焦的肾、膀胱等，也是湿热常在的地方。可以说，如果不注意除湿除热，任何地方都可能成为湿热的寄居之所。因此，养护脾胃、肝胆、心肺以及清利下焦等，再配合清热利湿的方法，就成了除湿除热的重点。当然，疏通经络、用好传统中医名方，也是清除体内湿热的常用方法。

不过这些方法到底怎么用，还要各位读者在本书中寻求具体的答案，相信在本书中，一定会找到适合你的除湿热良方。

目录

第一章 "知湿知热"才能引起重视

第一节　千寒易除，一湿难去 …………………………………… 2

第二节　湿是百邪之"贼"，常"团伙犯案" …………………… 5

第三节　"湿"+"热"，危害加倍 ……………………………… 9

第四节　湿热危害气、血、津、液，从根上"蚕食"健康 …… 12

第五节　三焦最怕湿热，危害如同"釜底抽薪" ……………… 15

第六节　辨清体质，防湿热好养生 …………………………… 18

第二章 对身体知根知底，方能应对湿热

第一节　望：舌，二便 ………………………………………… 24

第二节　闻：听声音，嗅气味 ………………………………… 26

第三节　问：全身，习惯，症状，带下，月经 ……………… 29

第四节　脉：湿热脉象有特点 …………………………………… 32

第三章　未病先防，排湿祛热要从生活点滴开始

第一节　越懒越要动，动动才能祛湿热 …………………………… 38

第二节　除湿热的饮食之"道" …………………………………… 41

第三节　作息规律，湿热不能欺 …………………………………… 45

第四节　调摄精神，与湿热无缘 …………………………………… 48

第五节　药物有利弊，谨慎选择 …………………………………… 52

第六节　顺应"天道"，防湿热要应季 …………………………… 55

第七节　环境是大气候，预防湿热有讲究 ………………………… 59

第四章　湿热源于脾胃，养好中焦湿热难扎根

第一节　粥是"第一补物"，常吃脾胃好 ………………………… 62

第二节　粥里加点儿料，"芡实薏米粥"最益脾祛湿热 ………… 65

第三节　家中常备"春砂仁蜜"，防治肠胃湿热没烦恼 ………… 68

第四节　白术燥脾湿，会用才更妙 ………………………………… 71

第五节　扁豆益气健脾，常吃中焦无湿热 ………………………… 74

第六节　"藿香茯苓茶"是最好的健脾除湿茶 …………………… 77

第七节　茯苓不管怎么用，都能祛脾湿 …………………………… 80

第八节　陈皮理气，防湿热是个宝 ……………………………… 84

第九节　荠菜健脾祛湿，还清肝 ………………………………… 87

第十节　木瓜人人爱，调和脾胃还祛湿 ………………………… 90

第十一节　鲫鱼健脾除湿，餐桌上不可少的除湿美味 ………… 93

第十二节　小米补益脾胃最养人 ………………………………… 96

第五章　湿热蒙心肺人憋屈，宣通上焦人安宁

第一节　白色食物养肺，除湿热要择优 ……………………… 100

第二节　"银花茶"是防治上焦湿热的最好饮品 ……………… 103

第三节　"化湿郁金汤"开蒙心窍，免湿热伤心 ……………… 106

第四节　"桑白皮汤"清利化痰，防治肺热咳嗽 ……………… 109

第五节　黄连虽苦，清心经实火很给力 ……………………… 112

第六节　黄芩清上焦湿热，尤其擅清肺热 …………………… 115

第七节　苦瓜配荷叶——最完美的夏季饮品 ………………… 118

第六章　湿热犯下二便难，清利下焦人痛快

第一节　"冬西瓜皮汤"是清利下焦湿热的美食 ……………… 122

第二节　淡竹叶除湿热，男女都适用 …………………………… 125

第三节　车前草很常见，除热通淋不求医 …………………… 128

第四节　草果入膳食，祛湿促排便 …………………………… 131

第五节　鱼腥草利用好，清热除湿可止痛 …………………… 134

第六节　金钱草常用药，清热除湿能排石 …………………… 137

第七节　黄柏善清下焦湿热，止热痢 ………………………… 140

第八节　金盏花茶清湿热，让二便畅通无阻 ………………… 143

第九节　大黄妙用，清热利下很强大 ………………………… 146

第七章　湿热容易侵肝胆，养好肝胆病不找

第一节　玉米须别扔掉，需要时有大用 ……………………… 150

第二节　芹菜祛湿热，护肝胆除口苦的良药 ………………… 153

第三节　马齿苋不难找，肝胆湿热带下靠它还女人清爽 …… 156

第四节　黄花菜清湿热，疏肝和胃解抑郁 …………………… 159

第五节　玫瑰花加味茶利肝胆，除湿热解尴尬 ……………… 162

第六节　龙胆草清肝热，肝胆热目赤肿痛可找它 …………… 165

第七节　栀子清热利湿，泻肝火除烦效果好 ………………… 167

第八节　茵陈治黄疸，屡试不爽 ……………………………… 170

第八章 内伤外感湿热病，内外同治好得快

第一节　流行感冒，"银荷藿香茶"可防可治 …………… 174

第二节　扁桃体炎喝"薄荷饮"不难受 …………… 177

第三节　脾胃气滞人难受，"紫苏饮"宽中和胃解烦忧 …………… 180

第四节　肠胃炎，"山楂陈皮汤"一饮就灵 …………… 183

第五节　肠伤寒，黄芩做药膳可解决 …………… 186

第六节　胰腺炎，"柴胡大黄汤"除湿热缓疼痛 …………… 189

第七节　非淋菌性尿道炎，"车前茅根汤"很有效 …………… 192

第八节　淋病，"瞿麦茯苓汤"可家调 …………… 195

第九节　艾滋病用"三仁汤"保健，提高生命质量 …………… 197

第十节　中暑，"连翘解暑汤"可救急 …………… 200

第十一节　湿疹，"萆薢汤"内服外洗没烦恼 …………… 203

第十二节　脚气病，"苦参矾石汤"外用可除根 …………… 206

第九章 经络除湿热，调节气血津液帮大忙

第一节　"六字诀"调气血，全身通调病难藏 …………… 210

第二节　十二时辰循经通，一周三次身体好 …………… 215

第三节　肝胆经常敲，清热利湿功效强 …………… 224

第四节　膀胱经常刺激，排毒体内无湿热 …………… 227

第五节　捏脊，小儿湿热身体有"药田" …………………………… 230

第六节　祛湿养脾常按三大穴位 …………………………………… 233

第七节　刮痧除湿热，重在对症选穴 ……………………………… 236

第十章　名方除湿热，对症选择全家安

第一节　"藿香正气水"捍卫表，是防湿热名方 ………………… 240

第二节　"龟苓膏"，祖传的除湿热秘方 …………………………… 243

第三节　"葛根芩连汤"治湿热暴泻最好用的药 ………………… 246

第四节　"龙胆泻肝丸"遵医使用防大病 ………………………… 249

第五节　"防己黄芪汤"，风湿热痹的常用汤药 …………………… 252

第一章
"知湿知热"才能引起重视

俗话说"知己知彼，百战不殆"，湿热到底是什么东西？它为什么可以让身体致病？体内有湿热到底会出现哪些症状？在清热除湿、养生保健之前，首先要了解这些问题，只有了解了这些问题，才能真正了解湿热，了解湿热的致病原因、致病危害；了解了这些，才能有的放矢，让我们从根本上祛除湿热。

第一节

千寒易除，一湿难去

> 生活中，不少人原本好好的身体，没有任何疾病的征兆，突然就觉得浑身不舒服了，肢体困重，四肢疲惫乏力，而且还伴有皮肤瘙痒、湿疹等症，如果你出现了这样的症状，那么"恭喜你"——你已经被湿邪缠住了。

❀ 生病或是湿热邪气在作祟

生病，不管是感冒发热，还是胃痛胃炎，大家都不陌生，你也肯定知道，这些病症绝不是无端出现的。那么到底是由什么所致的呢？大家可能说法各异，比如穿脱衣服不及时伤风着凉了、吃坏东西了、饮食不规律等，不过现在我要跟大家说的是，不管你生了什么病，其病因都不外乎"病邪"。

什么是病邪？大家可能觉得有些深奥、难以理解，其实病邪简单说就是六种气——风、热、暑、湿、燥、寒。这六种气原本是存在于自然界的，正常状态下，人体与这六种气是"和平共处"的，只有当这六种气超出了人体所能承受的范围时，才成为导致人生病的病邪。

在这六种邪气中，最难缠的要属湿邪了。有句古话："千寒易除，一湿难去。湿性黏浊，如油入面。"最常见的风寒感冒，我们只要及时保暖，或吃些驱寒的药物，就能好转。但寒邪容易去，湿邪却不像寒邪那么好对付，"湿性黏浊，如油入面"，这句话说出了湿邪的特点，那种黏浊就像油和面相混合，很难再将油从面中分离出去，这也说明了湿邪一旦侵袭身体，很难除去。

❀ 不除湿热邪，进补无益

如今人们都非常注重养生，因此很多朋友开始搜寻补益的方法，购买大量的补品。但是如果体内有湿邪，就算吃再多的补品、补药，也只能是隔靴搔痒，起不到任何效果。如今很多的常见病，比如脂肪肝、高血压、心脑血管，甚至恶性肿瘤等，都跟湿邪有着密切的关系。

❀ 祛湿热首先要养脾

祛除体内的湿邪，首先要养脾。因为脾在人体中发挥着运化水湿的作用。水湿排不出去，积聚在体内形成了邪气，这多半是因为脾虚造成的。脾胃起着对食物进行消化吸收的作用，脾虚，不能对食物的营养物质进行全面的吸收，从而让其变成湿浊蕴结在体内就会诱发疾病。所以，针对体内的湿邪，要多吃一些健脾利尿的食物，比如苋菜、冬瓜、薏苡仁、红豆、绿豆、扁豆等。

另外，一些不良的生活习惯以及对身体不利且常居的环境等，也会加重体内的湿邪，这些在后面的章节中，我们会详细谈到。在此我们要告诫各位朋友，尽量避开一些潮湿的环境，不穿潮湿的衣服，少吃甜腻食物、生冷食物，少饮酒，平时洗头、洗澡后及时将水分擦干、吹干，尽量避免在潮气重的环境生活，潮湿下雨的天气要减少外出，尽量避免湿邪对身体的侵害。

> **养生金点子：练习太极拳**
>
> 　　太极拳讲究意气运动、身心兼修，长期练习，周身的肌肉耐力韧性都能得到增强，同时可以使体内气血舒畅，进而起到固护体内正气的作用。正气充足，湿热邪气就很难钻空子了。

第二节

湿是百邪之"贼",常"团伙犯案"

"贼",永远都是藏匿在角落里,伺机作案。而致病淫邪中,湿就像"贼"一样,一旦条件成熟,就伺机作案,并且常与其他内因外邪一同"犯案"致病,缠绵难医。在《黄帝内经·素问·五运行大论》中有这样的概念,湿气属土,"土载四行",所以,湿"其性静兼",这种特点决定了湿具有容易兼夹六邪中其他五邪(风、寒、热、暑、燥)的特点,并且还"上下中外,无处不到"。所以我们一定要对"湿"这个"贼邪"加以防范,避免湿邪与其他内外淫邪"勾结",给人体带来更大的危害。

❀ 湿邪与风邪勾结

湿邪与风邪勾结比较有特点,可以理解为我们所说的风湿。在张仲景的临床经验中,对风湿合邪致病有相当深刻的理解。他说:"风湿相抟,一身尽痛""风湿脉浮""风湿相抟,骨节疼烦掣痛,不得屈伸,近之则痛剧,汗出短气,小便不利,恶风不欲去衣,或身微肿"等。并且张仲景还给了解法,用防己黄芪汤主之,或者甘草附子汤主之,辨证施治。从上面的内容来看,风、湿相结,病位、病症以及解决方法都很容易了解。

❀ 湿邪与寒邪勾结

这是一对很有趣的组合，因为湿邪、寒邪同为阴邪。两邪勾结，最伤人体阳气，所以致病后，以寒象为最突出的表现。很多古医学著作中对此二邪致病都有阐述。像《黄帝内经》中就有对此类病症较多的阐述，总体表现是寒湿客表则恶寒、肢厥，阻于经络则全身关节冷痛水肿，屈伸不利，寒湿直中脾胃，阻滞气机，见濡泻、呃逆、胸腹痞满等。

并且寒湿之间还存在互相滋生的关系。寒邪客内，阻滞气血津液的运行可致水湿内生，从而使原来单纯的寒证变成寒湿证。湿邪阻滞阳气日久，使阳气损伤，以致阳气不足，阳虚生内，寒或素体阳虚感受湿邪，亦使单纯的湿证，变成寒湿之证。因此，寒湿证往往是单纯寒证和单纯湿证的共同转归。

湿邪还可与风邪寒邪一起侵犯人体。风寒湿三邪一起为病的临床表现与寒湿和风湿为病相类似。明代医家戴思恭对此做了总结："伤湿而兼感风寒者，汗出身重，恶风喘满，骨节烦疼，状如历节风，脐下连脚冷痹，不能屈伸，所谓风寒湿合成痹，宜防己黄芪汤。了解了这些，我们就更要谨防湿邪对人体的伤害，因为"同伙"太多，危害太严重。

❀ 湿邪与热邪勾结

湿邪与热邪勾结就是湿热，这是本书重点讲的内容。这里简述，湿为阴邪，热为阳邪，湿热相结，就形成病机比较复杂、症状比较特殊的局面。像清叶天士所说："热得湿而热愈炽，湿得热而湿愈横……湿热交合，其病重而速。"所以很多疾病都跟湿热有关系，尤其是湿，需要重点防范。这里不赘述，本书其他章节会讲述。

另外，还要考虑湿邪与暑邪的关系，这是暑夏季节独有的病邪。夏令时节，暑热之气自上而降，潮湿之地气自下而上蒸腾，人们的生活环境中充满了暑热潮湿之气，容易产生暑湿兼热的疾病。不过夏季还有一种病症更可怕，就是暑湿还兼有寒证，尤其是现在的人这种情况很多。因为这跟人的生活习惯有关，如贪凉喜冷，躲在空调房，以致暑湿之邪为寒邪所遏，又可成暑湿兼寒之病。所以临床诊治时要注意分辨。

❀ 湿邪与燥邪勾结

可能很多人看到这对组合就会想，它俩应该是风马牛不相及的，且一燥一湿刚好抵消。但是真的很遗憾，它们也是同谋。不过在自然环境下，这两种邪气的确是不可能同时侵犯人体的。

燥邪的性质除了易伤津液外，还能与其他病邪一样阻塞经络，使经络涩而不通，当燥邪与湿邪先后侵犯人体时，就会引起燥湿病。所以清代喻嘉言也说："湿在冬为寒湿，在春为风湿，在夏为热湿，在秋为燥湿。"由此，不难理解燥与湿的关系了。临床发病时，患者既有燥邪为病的口干咽燥、咳嗽、恶寒发热等症状，又有湿邪内蕴的胸脘痞闷、身体困重等症状。临床防治要谨慎处之。

综上所述，湿邪的确是致病的"万恶之源"。身体的任何部位，遭遇内淫外邪时，只要正气偏虚，湿邪就可能伺机"犯案"，所以一定要对这种病邪引起重视。除湿就能防大病，要提升到日常的养生日程中来。

养生金点子：按揉气海穴

经常按摩气海穴，可以祛除体内湿热邪气，让全身虚弱状态得以调整，同时可以提高免疫力，强壮身体。气海穴位于体前正中线，脐下1寸半（大约二指宽的地方）。用拇指或中指的指端来按揉，按揉的力量要适中，每日1次，每次3分钟。

第二节 "湿"+"热",危害加倍

湿邪难除,如果再有热邪来掺和,那么病症就更为复杂和特殊了。原本两种可以单独致病的病邪"勾结"在一起,湿为阴邪,热为阳邪,两者就构成了"湿热证",其对身体造成的危害更是远远超出了湿和热单独对身体的伤害,尤其是蕴结在体内,致使脏腑经络运行受阻,疾病就由此产生了。

湿热勾结更易致病

记得一位从小生长在北方的朋友,因为工作原因,在南方待了三个月,也就是这三个月的时间,让他这辈子再也不愿意到南方了。之所以这位朋友会对南方产生这么大的抵触心理,是因为南方的湿热让他备受胃痛折磨。

为了与客户保持良好的关系,这位朋友几乎每天都周旋于应酬场合中,喝酒是必选项,无论怎么找借口拒绝都不行,最终都要饮完几大杯,直到实在喝不下为止。

大家都知道,大部分西南方美食都很辣,这位原本不吃辣的朋友也禁不住辣的诱惑,每餐总忍不住要吃上几口。南方原本就很潮湿,习惯了北方干燥天气的他有些吃不消,外湿也已经渗透到体内,再加上酒和辣椒的摄入，热由内生，湿热交结，胃里烧灼般的疼痛让一个硬生生的汉子也忍受不了。

这就是湿和热带给人的痛苦。单纯的湿只会影响人的消化、食欲等，对于可能会诱发的一些病症，前面我们也简单提到过。对于热也就是火热之邪，可因感受外邪引起，也可因机体脏腑功能失调引起。热邪单独对身体构成伤害时，身体会出现发热、口渴喜饮、面红目赤、小便短赤、大便燥结、舌红苔黄干等。这些症状在调理上还不是特别复杂。

但是湿热蕴结的话，症状就严重了。当然，胃痛也仅是湿热所致的一个小病症，发热，头痛且重，身体困重、乏力、疼痛，口苦，胸中满闷，尿黄且短，舌红苔黄腻等，这些就是湿热侵袭人体时会出现的一般症状。如果再具体一些，关节炎、黄疸、湿疹、红斑病、荨麻疹、膀胱炎、痢疾等疾病，都可能因为湿热滞留的部位不同而发生。

❀ 切断湿和热可勾结的因素

日常生活中，我们要尽量避免湿和热可以结合的一些因素，饮食、生活习惯等方面都要注意，养成健康饮食、有规律的生活习惯，以增强自身抵抗力。尽量避免在湿热较重的夏秋季节涉水、淋雨或久居阴暗潮湿之地；少熬夜、多活动，盛暑时节不贪凉，隆冬季节也不过暖；饮食有节制，少吃肥甘厚腻的食物，一日三餐每餐吃七八分饱等。

在此，还要提醒嗜好烟酒的朋友，烟酒都是生热生湿之物，平时"烟不离手，酒不离口"的人，体内多有湿热蕴结，因此，嗜好烟酒的朋友还是尽早戒掉为好。

养生金点子：按揉三阴交穴

按揉三阴交穴可以起到清热除湿的作用。三阴交穴位于小腿内侧，内踝尖直上3寸，胫骨内侧缘后方凹陷处。可每天按摩此穴2次，每次5～6分钟。孕妇忌按。尤其是爱美的女士，如果小腿部经常出现肿胀现象，按揉此穴，可以消除肿胀，让小腿更为纤细、好看。

第四节

湿热危害气、血、津、液，从根上"蚕食"健康

> 人之所以有生命迹象，是因为体内有气、血、津、液的存在，它们是脏腑正常生理活动的产物，受脏腑支配，同时又是人体生命活动的物质基础。气血津液在体内正常存在，脏腑功能就能正常发挥，人体的生命活动也能照常进行。反之，如果气血津液发生了变化，脏腑功能就会出现异常，容易导致气病、血病以及津液病等病症。

湿热的可怕之处就在于它会危害身体的气、血、津、液，也就是说，它所危害的正是人体正常生命活动的物质基础，因此可以说，湿热是从根上在"蚕食"人体健康。

湿热会危害气血

湿热邪气的存在，会阻碍脏腑发挥正常的生理功能，而脏腑正常功能的发挥，离不开气血的营养推动，气血不足，脏腑则不能发挥正常的功能。而湿热邪气会阻碍脏腑功能，反过来会阻滞气血的运行等，对体内气血造成很大影响。

更重要的是，气血的生化之源在于脾胃。脾胃负责食物的消化吸收，吸收的是食物的营养精华，进而将这部分精华转化为可以供给整个身体所需的精微物质，比如气血等，输送到全身各处，各脏腑器官就能正常发挥功能。

但问题来了，如果脾胃内蕴结了湿热邪气，就会导致脾胃的功能降低，首先体现在对食物的消化吸收上面，会大大减弱，以至于大量的食物残渣留在胃中，让胃中的湿热现象更为严重。湿热严重还是其次，主要的是食物的营养物质不能被吸收，脾胃不能发挥正常的生化气血作用，就会出现气血亏虚现象。从根本上说，由此产生的气血亏虚完全拜湿热之邪所赐。

从中医上来讲，肾藏精，肝藏血，肾以及肝胆等脏腑如果被湿热邪气所困，一样会导致功能下降，从而出现损耗气血的现象。

湿热会伤耗津液

津液、血液都是体内阴津的一部分，阴津充足，体内阴阳平衡，身体就健康无虞，但是如果阴津不足，身体就会出现各种"干""火"等征象。而偏偏湿热又这么不识趣，一旦侵入人体，就会大大地消耗体内的阴津。

其实这一点很容易理解，热邪，本身就属于"火"邪。火，它的一大用途就是烘干、烤干，会耗散水等液体。这样一种邪气侵入体内，自然会耗伤大量的阴津。再加上湿邪堆积，久久不能祛除，又会生热化火，助长火热对阴津的损耗。

大家都对"上火"不陌生，几乎每个人都有过或轻或重的上火现象。上火有实火，也有虚火，实火多因为体内的气太过旺盛，不过如今大多数人上火都是虚火，也就是耗损阴津后，出现的一种干燥的"伪"上火现象。耗损阴津的湿热，大多会诱发虚火。

气、血、津、液，人体正常生理活动的物质基础被蚕食了，湿热对身体的危害，想必现在大家也有了一定的了解。因此，我们要坚决抵制湿热对身体的危害。

养生金点子：中药泡脚

祛痰湿可以用"中药泡脚"的养生方法：取生姜100克，陈皮20克，薄荷30克，一同煎水，待水温适宜时泡脚，可以暖脾胃、祛湿、解困，是不错的祛湿醒脾的方法。体内没有痰湿的人也可用此方洗澡或泡脚，尤其是三伏天以及梅雨季节可解暑祛湿。

三焦最怕湿热，危害如同"釜底抽薪"

大家对成语"釜底抽薪"这个词应该不陌生，从本义上解释，指的是从根本上解决问题，说的是不想让锅内的水沸腾起来，就将燃得很旺的柴火从锅底下抽走，原本是褒义的说法。但是在平时使用过程中，大家习惯将它理解为另一种含义：那就是具有一定的破坏性，专门让锅内的水或者其他什么东西，达不到它想要达到的效果。这就是一种贬义的理解。而湿热这种病邪对人体三焦的危害，就如同被理解为贬义的"釜底抽薪"一般，从根本上对身体进行着破坏。

说到三焦，大家可能有些模糊，其实它和大肠、小肠、胃、膀胱等一样，是中医藏象学说中的一个特有名词，属于人体的六腑之一，是上、中、下三焦的合称，位于躯体和脏腑之间的空腔，包含了胸腔和腹腔。人体的其他脏腑器官都包含在三焦之中。

三焦将躯干划分为三部分：横膈以上的内脏器官为上焦，其中包括心和肺；横膈以下到脐内之间的内脏器官称为中焦，其中包括脾、胃、肝、胆等内脏器官；肚脐以下的内脏器官被称为下焦，其中包括肾、大肠、小肠和膀胱。不难看出，人体所有的脏腑器官都包含在三焦之中，因此三焦一旦被湿热侵袭，对身体健康造成的影响也就可想而知。

那么湿热到底是怎么危害三焦的？下面我们就来具体看看。

❀ 湿热侵犯上焦

湿热侵犯上焦时，病位在肺和皮毛上，这时候会出现恶寒重、发热轻、午后发热、头重如裹、肢体困重、胸闷无汗、口黏不渴、舌苔白腻、脉濡缓等症。还不止这些，因为湿与脾胃的关系非常密切，且肺与脾胃也有着密切的联系，因此湿热侵犯上焦时，也常会伴随有脾胃受湿热所困的征象，比如胸闷、不思饮食、肠鸣便溏等症。如果湿热酿成了痰浊，蒙蔽了心包，还会让人出现表情淡漠、神志痴呆、时昏时醒的状态。由此可以看出湿热侵犯上焦时，对身体所造成的危害。

❀ 湿热侵犯中焦

中焦中有脾、胃等脏腑器官，而脾胃又是很容易受湿热侵犯的脏腑。脾胃一旦被湿热侵犯，就会出现身热、有汗不解、午后热盛、胸脘痞闷、恶心欲吐、身重肢倦、苔腻、脉濡等症。

当然，因为湿和热相结合才构成了湿热，根据个人体质不同，以及湿和热相结合时的轻重，有些会表现为湿比热重，比如身体向来阳虚，湿邪又偏重的人；还有的是热比湿重，比如平时就阳气旺盛，热邪又偏胜的人；也有一些湿热并重的。

❀ 湿热侵犯下焦

湿热对下焦造成侵犯，这说明湿热已经侵及肝肾了。肾藏精，是元阴的根本，湿热侵及，会耗损肾阴，身体就会出现身热颧红、口燥咽干、脉虚神倦等症状；肝有赖于肾水的滋养，肾阴被损耗，肝木失濡养，就会出现虚风内动，手足蠕动、痉挛，神倦肢疲，心悸等症状。

当然，下焦还有膀胱等腑器，膀胱也是一个容易受湿热困扰的器官。湿热蕴结于膀胱中，膀胱的气化功能失常，湿邪阻滞大肠，腑气不通，就出现了小便不利、渴不多饮，或者大便不通、小腹硬满、头涨昏沉等症。

我们当然并不想将一堆病症堆砌在这里，影响大家的阅读兴趣，但是我们却想通过这种方式来让大家了解湿热侵及三焦的危害，由此也能让大家更积极地抵制湿热。

养生金点子：夏天吃姜

有道是"冬吃萝卜夏吃姜"，夏天适量多吃些姜，可以避免暑夏时节大量吃寒凉食物对脾胃的伤害，不给湿热制造机会，同时生姜本身就可以除燥湿。切片口含，或者煮汤、入肴、水煎都可以。不过生姜性热，原本热性体质的人就不要服用了。

辨清体质，防湿热好养生

> 体质养生在中医养生中非常受重视，中医将人的体质分为九种，分别是平和体质、气虚体质、阴虚体质、阳虚体质、痰湿体质、湿热体质、血瘀体质、气郁体质、特禀体质，其中平和体质被认为是最健康的体质状态，剩下的其他八种体质都被认为是不健康的偏颇体质。本书的主题虽然是防湿热，针对的是湿热体质，但其他不健康体质也可能会导致湿热袭身，因此为了防止湿热侵袭，我们对体质也要有一定的了解。

在九种体质中，除了平和体质之外，其他几种体质只要存在，都有可能会导致湿热侵袭身体，更不要说湿热体质本身了。这是因为不管是气虚、阴虚，还是阳虚等，都表示身体处于一种虚弱的状态中，维护身体健康的正气不足了。正气是什么，大家可能不太了解，其实说白了，它可以抵御病邪的入侵，维护身体健康，保持身体脏腑器官正常发挥功能，可以说它是一种功能，也可以说是存在于体内的气，比如体内的阳气，就属于正气的范畴。正气旺盛的话，就能避免湿热邪气等的入侵，但是如果正气不足，湿热等邪气就很容易入侵，影响健康。因此其他的几种虚弱体质，都有可能会给湿热邪气带来机会，所以要尽量补充我们身体的不足，让身体保持在一个健康的平和状态中。下面我们具体说一说各种体质的特点。

❀ 气虚体质

气虚体质者，平时表现多语声低微，气短，不想说话，形体消瘦，也有些偏胖，面色苍白，精神状态不佳，常感到身体倦乏、没劲儿，还动不动就出汗。气虚者以补气养气为原则，可以多吃一些补气的药物和食物，比如黄芪、党参、山药、牛肉、土豆、粳米、香菇等。平时还要注意合理调节饮食，心情要保持舒畅，生病、劳累了要及时治疗、调理。

❀ 阴虚体质

阴虚体质常表现为形体消瘦，两颧潮红，手足心热，潮热盗汗，心烦易怒，口干，头发、皮肤干枯等。阴虚的发生前面我们也简单提及过，也有湿热邪气对体内阴津的耗损，从而造成了阴虚。治疗上还需要滋补阴液，同时佐以清热的原则，可以多吃一些具有滋阴生津效果的药物食物，比如麦冬、百合、老鸭、甘蔗、梨、莲藕等。平时还要注意避免温燥食物的摄入，比如辣椒等，还要减少忧思，节制房事，及时治疗、调理病症。

❀ 阳虚体质

阳虚体质是体内阳气不足的表现，多表现为面色苍白，气息微弱，身体倦怠，喜欢躺卧，怕冷，尤其是四肢一年四季都显冰凉，全身常有无力感，肢体也时常出现水肿。阳虚的人要补阳，因此热邪对这种体质的人不会造成威胁，反而还要通过多摄入一些温热性的食物温补体内的阳气，比如葱姜蒜、韭菜、虾等。但是湿邪可不管这些，一样会侵入体内，与寒构成寒湿，进而影响身体健康。遗传、大量吃寒凉的食物、忧思过度、久病不愈等都可以导致阳虚，平时要多注意。

❀ 痰湿体质

痰湿体质常表现为体形肥胖、腹部肥满、胸闷、痰多、容易困倦、身重不爽、喜欢吃肥腻甘醇的食物、舌体胖大、舌苔白腻等。如果你已经看过了前面的内容，再看这些症状，就会发现痰湿与湿邪症状非常类似。其实痰湿原本就是由湿而引起的。湿聚体内，久久不能被运化掉，就会积聚一起，由此也就形成了痰，再不加以调理，痰湿体质就形成了。平时还是要多吃些祛痰除湿的药物和食物，重点还是祛湿，这在本书中会具体提及。此外，还要注意减少寒湿的侵袭、合理调整饮食、多运动等。

❀ 湿热体质

湿热体质其实就是体内有湿热邪气，直接涉及本书的主题了。这点我们就不再详细说，大家从全书中了解即可。

❀ 血瘀体质

血瘀体质常表现为面色晦暗，皮肤粗糙呈褐色，色素沉着，或有紫斑，口唇暗淡等。血瘀体质看似好像与湿热不挨边，但不是有那么句话吗——"凡事都经不住推敲"，只要仔细分析一下，就会发现它们之间还是会形成联系。血瘀，血流不畅，瘀堵在血管中就会生热，导致血热等，所以血瘀者还要积极活血化瘀，同时保持心情舒畅，避免寒气袭扰，生了病要及时调治等。

🌀 气郁体质

气郁体质在女性中更为多见，也和人的性格有很大关系，性情急躁易怒、易激动，郁郁寡欢，容易起疑心，胸闷不舒，多因长期忧愁、郁闷、焦虑等引起。气郁体质也容易诱发湿热体质，气行不畅，郁滞不舒，郁久了就会生热化火，一旦再有湿邪侵入，湿热就形成了。因此平时还是要多注意梳理自己的情绪，将心情保持在一个平和的状态下是最好的。"很多病都是郁出来的"，这句话不是没有道理的。

🌀 特禀体质

特禀体质就是过敏体质，平时容易过敏的人都属于特禀体质，比如对花粉、尘螨等过敏者，都属于特禀体质者。特禀体质者也是正气不足的一种表现，湿热邪气也容易侵入体内，尤其是特禀体质者常出现的一些皮肤症状，大多也是血热所致，也就是大家常说的血毒。因此特禀体质者平时还要加强身体调养，提升机体抵抗力。

了解了各种体质与湿热的关系，那么我们就要积极改善这些偏颇体质，尽量让体质保持在平和状态中，这样湿热邪气就不会轻易对身体构成危害了。

养生金点子：练习腹式呼吸

练习腹式呼吸可以加强呼吸深度，改善肺部换气功能和血液循环，促使全身肌肉放松，减少湿热邪气对身体的侵袭。

要领：先呼后吸，呼时经口，吸时经鼻，呼收腹吸鼓腹，呼比吸长，不可用力。练习时要全身放松，保持心情平静，不可故意屏气也不可过度用力。建议每天练习10~15次，每次练习3~5分钟，并逐渐养成习惯。

第二章
对身体知根知底，方能应对湿热

中医诊断疾病，总离不开"望、闻、问、切"四步，通过这四步基本就可以将患者的患病原因查出来，然后对症用药。体内有湿热也是一样，去看医生时，他们还是会通过这几个步骤来诊断。我们如果也能像医生一样首先对我们自己进行一下"望、闻、问、切"，看看身体是不是被湿热所侵袭，就可以在症状较轻的时候将其遏制住，从而更从容地除湿清热，将疾病控制在萌芽状态。

第一节

望：舌，二便

> 中医诊病，讲究"望、闻、问、切"，这几个程序下来，患者的情况，中医基本就了如指掌了，接下来就要开方配药了。对体内有湿热邪气的人来说，也可以通过这几点来了解。下面就为大家具体说说体内有湿热的一些症状，对这些症状，大家只要和中医诊病一样，对自己也"望、闻、问、切"一番，不用去医院，不用看中医，自己就可以将湿热查出来。本节我们先来讲讲怎么"望"湿热。

舌

舌头是中医在诊病时必然要"望"的内容，主要是针对舌苔。舌头可以敏感地将我们的身体状况反映出来。健康的舌头淡红而润泽，舌面上有一层薄白而清静的舌苔，干湿适中，不滑不燥。所以早上起床洗漱前，先花几秒钟的时间，对着镜子观察一下舌苔。

体内有湿热的人，舌苔显示粗糙或厚，发黄发腻；中医里有一种舌苔叫"白霉苔"，好像舌头上长了一层白霉一样，这是体内湿度的判断指标之一，不过这种舌苔在临床上不太常见，多见于严重的病症，平常我们见到的多为厚腻苔，颜色多为黄色，少部分为白色；如果舌苔白厚，看起来滑而湿润，就说明体内有寒；舌质赤红无苔，说明体内的热已经达到一定的程度了，已经严重伤阴了。

❦ 二便

大小便的状态在中医诊病中发挥着非常重要的作用，如果你有过看中医的经历，就会发现中医会问到二便的状态。

正常的小便尿液为淡茶色，淡黄透亮，正像新沏的第一遍茶水，澄澈泡沫少，每天便8次为正常，每次300毫升左右，总量不超过3000毫升。如果没有喝多少水，小便的次数反而增多，多是肾虚的原因。体内有湿热时，多出现尿频、尿急症，涩少而痛，尿液的黄色多呈黄浊。

正常情况下，大便是属于金黄色香蕉形的，基本上每天一次。湿热状态下，大便更容易粘坐便器，一箱水也冲不干净，一定要用马桶刷刷洗才行。正常大便一般两张纸就足够用了，但是体内有湿热的人，三五张纸可能还是无法擦干净。且大便颜色发青，溏软且不成形，总有排不净的感觉。

通过观察舌苔和二便可以测出身体的健康情况和所存在的问题，因此，不管你体内是不是有湿热邪气存在，每天都可以花上几秒钟观察一下。

养生金点子：按揉合谷穴和太冲穴

合谷穴位于手背虎口处，于第一掌骨与第二掌骨间陷中；太冲穴位于足背侧，第一、二跖骨结合部之前凹陷处。两穴相配合，每天按揉两次，每次5～10分钟，既能清大肠之热，又泻肝火，即便体内没有湿热，按揉这两个穴位，也一样可以起到强身健体的作用。

第二节

闻：听声音，嗅气味

上面我们说过了"望"，本节接着跟大家说"闻"。闻，在中医诊病中，包含了两方面，一方面是听声音，一方面是嗅气味，声音就是患者说话的声音，气味则是患者的口气。了解了中医诊病的过程，那么判断体内有没有湿热，自己在家也可以做到。

❀ 听声音

身体健康，气血充足，气足则神闲，容貌祥和，声音就洪亮、有底气；血足则整个身体和顺，身体和顺声音也会顺，显得清亮。

体内有湿热的人，说话多粗声粗气，声音虽大，但显得浑浊不清亮。

如果声音浅弱，声微细，多表示身体气虚，血液也存在虚弱的问题，需要及时补益气血。

❀ 嗅气味

声音一出就能听出来，因此这个"闻"，还要重点放在嗅气味上。

身体健康，呼出的口气是清新的，大家经常用到的一个词语"吐气如兰"，说的就是口气清新。

但是因为身体健康出现了问题，不少人口气不是那么清新，而是会有一种异样的气味，就是我们平时说的口臭。湿热的人嘴里多会觉得有苦味，严重的口臭现象非常明显，轻的只是嘴里有异味。

肝胆湿热、脾胃湿热、肠腑湿热等，都有可能诱发口臭，不光是口臭，体味往往也比较大。

不过口臭也不光是因为湿热引起的，饥饿、食用某些刺激性食品（洋葱、大蒜）、吸烟、晚餐距睡眠时间过短等，也会发生口臭的现象，不过这种原因诱发的口臭时间都比较短，属于生理性的。

口腔本身的病变也是诱发口臭的一个病因，患有龋齿、牙龈炎、牙周炎等口腔疾病的人，口腔内易滋生细菌，尤其是能够分解产生硫化物的厌氧菌，会导致口臭的发生。将这些口腔疾病治愈后，口臭现象也就消失了。

很多病症会诱发口臭。比如胃肠道疾病，消化性溃疡、慢性胃炎等；呼吸道疾病，如支气管炎、鼻窦炎、咽喉炎、扁桃体炎等，都有可能会伴随口臭发生。

心理压力过大时也会产生口臭，因为压力过大，会影响神经系统工作和分泌唾液的习惯，令唾液量大大减少，原本用唾液来冲洗的口腔变得干燥且脏兮兮，由此口腔异味就产生了。

长期便秘的人，即便体内没有湿热，也会因为有害物质没能被及时排出体外，从而引起口臭、腹胀、食欲减退以及易怒等症状。

不同的口臭也提示着身体内存在着不同的疾病，许多全身性的疾病患者，呼出的气体中都带有某些特殊的味道。比如心脏病患者呼出的气体带有一股轻度腐烂味的口臭，糖尿病患者呼出的气体带有一股烂苹果的味道，肝硬化患者口腔内有一股硫黄的味道，肾衰竭者呼出的口气则有一股鱼腥味。

以上这些也说明，口臭不仅仅是由湿热引起的，大家在通过嗅口气判断体内有没有湿热时，还需要辨证。如果自己没有办法分清，还是需要及时到医院找中医就诊。

养生金点子：饭后喝清茶

肥甘厚腻的食物因为不易消化，非常容易生湿生热。不过如果饭后2小时喝上一杯清茶，不仅可以消脂除积滞，还能洗刷肠胃，减少湿热邪气的产生。在此说的清茶，就是淡茶，而不是浓茶，且以绿茶为宜。

第二节

问：全身，习惯，症状，带下，月经

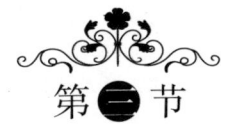

说完了"望"和"闻"，下面就和大家一起来说说"问"。

中医诊病时，医生会问患者很多问题，主要是围绕患者的一些感觉、二便情况、吃饭情况、身体情况以及过往病史等，如果是女性朋友的话，可能还会问一些有关白带、月经的问题。对于这些问题，有些患者可能会觉得和自己的症状一点儿关系也没有，其实中医正是通过这种方法来确定你患病的真正原因，医生之所以会问这些问题，一定是与病症有关的，或者是诱发病症的病因，或者是此病症可能会伴随的其他症状等。

当然，现在我们要说的是自己在家给自己诊病，来看看自己的体内到底有没有湿热邪气存在，因此我们就来问问自己，是不是在以下几方面存在湿热的症状。

❀ 全身

先问问自己全身的症状、感觉，看是不是存在肿胀、发热的情况，且这种热又不同于感冒发热的症状；身体有没有觉得困重，懒得动，只想躺卧；头有没有感觉混沌、沉重；胸口有没有憋闷的感觉；早晨起床后有没有觉得小腿肚子发酸、发沉，或者在走几步路后，有这种感觉；早晨起床的时候有没有觉得很疲劳，头发昏，打不起精神，就像穿了件湿衣服一样，浑身不清爽，就像还没睡醒一般……这些症状和感觉都是体内有湿热时才会出现的。

❀ 习惯

很多湿热的产生是因为一些不良习惯导致的，因此，在判断体内有没有湿热时，可以先问问自己是不是存在一些不良习惯。

有没有烟酒的嗜好。不少人都有抽烟喝酒的习惯，且量非常大。酒本身就是生湿生热的东西，因此经常大量饮酒的人体内多会有湿热存在。

是不是经常熬夜。熬夜会耗损体内的阴津，导致阴津不足、阴虚，火、热等也就由此产生了。

有没有过度滋补的情况存在。滋补与否还要视个人体质而定，有些人盲目滋补，比如吃很多银耳、燕窝、冬虫夏草、乌鸡白凤丸等，以至于滋补过度，催生或加重了湿热体质。

是不是经常爱生气。前面我们说过了，气行不畅，长期郁滞就会生热生火。如果你经常生气，尤其是经常生闷气，情绪长期处于压抑的状态中，就很容易滋生湿热的体质。

你所处的环境是不是会助长湿热的发生。长期生活在湿热的环境中，如果再加上体质虚弱，受外界环境影响，很容易导致湿热体质。

❀ 症状

症状是去看医生时候，医生必然会问的问题，而自己在判断体内是不是有湿热的时候，就要先看看湿热的症状是不是在自己身上有所体现，这些症状在前面我们也已经提及过。如果这些症状确实存在，那么就要注意祛湿除热了。

❀ 带下、月经等情况

对女性朋友来说，在了解自己体内有没有湿热邪气存在时，除了要关注以上几点，还要问问自己白带和月经的情况。体内有湿热的女性朋友，一般都会伴有白带异常的症状，表现为白带量多，且像豆腐渣形状，带有腥臭味，或者是伴随阴道瘙痒、尿痛等症。

白带异常有多种原因，不过想要了解体内是不是有湿热，只要注意上面提到的湿热型白带异常即可。

对于月经问题，主要会导致月经不调。月经不调的原因也有很多，因为湿热诱发的月经不调主要表现为经血下行不畅，色紫有块，甚至淋漓不净，小腹疼痛，经行时疼痛更剧烈。

白带异常和月经异常的问题相结合观察，最后就能判断出自己是不是受湿热邪气影响了。

养生金点子：薏苡仁茯苓菊花饮内服外用

将薏苡仁、茯苓一起磨成粉，调入菊花茶汁（5朵菊花，浸泡30毫升沸水，温后取汁调用），调成面膜敷脸，可以清热消炎，美化肌肤，缓解因为湿热引起的肌肤油腻问题。如果能够将这三者一同煮茶饮用，就起到了内服外用、内外同治的效果，这样对付湿热的效果更好。

第四节

脉：湿热脉象有特点

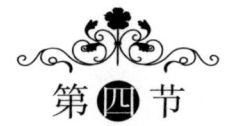

> 说完了"望""闻""问"三点之后，接下来我们就继续跟大家分享中医诊病过程中的"切"。"切"不是让你拿刀去切东西，而是我们日常生活中所说的把脉、诊脉，就是通过脉象来了解身体的状况。

诊脉辨证是中医辨证的依据之一，也是中医独有的诊病方法，通过脉搏的快慢、强弱、深浅等脉象，来了解脏腑气血的情况。这是因为脉象的形成与脏腑气血有着密切的联系。心主血脉，心脏搏动将血液排入血管，由此形成了脉搏，不过血液之所以能够循行于脉管中，除了心脏的主导作用外，还必须依赖于各脏器的协调配合。所以，通过观察脉象，就可以诊断出五脏六腑的变化情况。

脉象包括很多要素，中医也是根据这些要素来判断的。我们要通过脉象来判断体内是不是有湿热，这一点还是比较难的。下面将脉象的一些要素给大家做一个简要的介绍，如果你能够学会自然好，学不会也没有关系。

❀ 寸、关、尺

寸、关、尺是脉学的术语，是寸口脉分三部的名称。桡骨茎突处为关，关之前（腕端）为寸，关之后（肘端）为尺。寸关尺三部的脉搏，分别称寸脉、关脉、尺脉。历代医家对寸、关、尺各部的长度有着不同的见解，不过认为寸关尺长度分别为6分、2分和12分更具科学依据。

有关三部脉候脏腑论说，基本是左手寸脉候心，关脉候肝，尺脉候肾；右手寸脉候肺，关脉候脾胃，尺脉候命门。大致了解了寸关尺，再结合浮、中、沉等不同的切按方法，就可以摸出正确的脉象，四者结合分析，便能得出较为正确的诊断。

了解了寸关尺，那么下面我们来了解一下常见的病脉。

浮脉

轻轻按时脉搏明显，重按的时候脉搏反倒不太明显了。这是脉气浮动于外的表现。多见于外感病邪停留于体表之时，或者内伤久病也会出现虚弱的阳气浮动于外的现象，这种情况多提示患者病情危重。

沉脉

轻轻按时几乎没有脉搏，只有在重按的时候才能感知到脉搏，这种属于沉脉。气血郁滞不畅，有病邪侵入体内，或者脏腑虚弱，阳气虚弱，都会表现为沉脉。

迟脉

每分钟脉搏次数在60次以下，搏动较为缓慢。一般寒证都以迟脉体现。寒邪导致气血凝滞，使气血运行缓慢，或者寒邪耗损阳气，无力运行气血，都会出现迟脉。

❀ 数脉

脉搏急促,每分钟脉搏在90次以上,这是热证的表现。有力为实热,无力为虚热。

❀ 虚脉

在诊脉时,寸关尺三部的脉搏都感微弱无力,是虚证的表现,气血两虚、气血不足,都会出现虚脉。

❀ 实脉

诊脉时,寸关尺三部脉搏都很有力,这是实证的表现。

❀ 滑脉

诊脉时,发现脉搏流利,就像按着滚珠一样圆滑,这是痰饮、积食、实热等证的表现。女性朋友如果没有任何其他病症却出现了滑脉,则是怀孕的征兆。

❀ 洪脉

洪脉脉搏表现为脉大而有力,就像汹涌的波涛浩浩荡荡地来,但是退去时力量却降了很多,这是体内有大热的表现。

❁ 细脉

在诊脉时，按到的脉搏就如细小的线一般，不过起落还是明显的，这是虚证的表现，阴虚、血虚多见，体内有湿邪时，也会出现这种脉象。

❁ 弦脉

脉搏端直而长，很有力，就像按在琴弦上一般，多提示肝胆有病，或者一些痛证、痰饮等。

❁ 促脉

脉搏很快，其中还有不规则的间歇，这是阳气旺盛，体内有实热，或者气血痰湿停滞等的表现。比如身体某处有肿痛的现象出现时，就可能出现促脉。

❁ 结脉

脉搏慢，也有不规则的间歇，这是阴气旺盛、寒邪积于体内的表现，气血瘀滞也以结脉体现。

❁ 代脉

脉搏到一定的次数便会出现一次间歇，如果间歇时间较长，半天脉搏也不能恢复，这就是脏气衰微的征象。

健康者的脉象，一般为一次呼吸跳4次，寸关尺三部都有脉，脉搏稳定，不浮不沉，和缓有力。而上面提到的这些脉象都属于常见的病脉，大家可以结合自己切脉的感受大致判断一下脏腑的情况。

体内有湿热者，其脉象会随着湿热所在的位置而有所不同：脾胃湿热脉濡数；肝胆湿热脉弦数；大肠湿热脉滑数；膀胱湿热脉数；湿热痹证脉濡数或滑数；上焦湿热脉濡数；中焦湿热脉濡数；下焦湿热脉濡数。

当然，切脉看似简单，其实还是较为复杂的，因此如果觉得切不准确也没关系，可以求助于医生。

养生金点子：撞墙法祛湿热毒

人体背部布有督脉、足太阳膀胱经等重要经脉，经常做撞击墙壁的动作可以疏通经脉气血，祛湿热毒，祛病强身。不是真的撞墙，而是距离墙壁15厘米左右的位置，双脚站立，与肩同宽，全身放松，身体后仰，自然地用背部撞击墙壁，力度适中，反复进行。撞击时的接触部位是从上到下，要使整个背部都撞击到。

第三章

未病先防，排湿祛热要从生活点滴开始

上一章我们了解了体内湿热病邪侵袭时所表现的一些基本症状，知道了这些症状，就可以做出针对性的预防，进而将湿热病邪控制在还没有变成重大疾病之时。预防的方法也有很多，比如运动、饮食、规律作息、调摄精神、谨慎用药、顺应大自然、避免不良环境等，都可以避免湿热邪气对身体造成的侵袭。本章就让我们具体看看如何预防湿热。

第一节

越懒越要动，动动才能祛湿热

> 如果你恰好就属于体内有湿热的人的话，那么你一定有这样的感觉，平时喜欢吃一些油腻、味重的食物，但缺乏运动。这个缺乏运动，倒不是说没有运动的机会，而是即便有运动的机会也不想动，如果硬逼着去运动的话，运动一会儿就觉得浑身疲惫，不想再动了。这是因为体内有湿热的人，身体都觉得困重，四肢没劲儿，所以才不想运动。但是在这里我要跟大家说的是：越懒得动越要动，只有运动起来，才能将体内的湿热排出体外。

有很多适合体内有湿热的人的运动，比如快步走、跑步、瑜伽、太极、爬山、打球、骑自行车等。下面我们就具体介绍几种。

❀ 快步走

对于祛湿除热，快步走是最简单也是最理想的运动方式，不仅人人都可以进行，而且它介于运动量较小的散步和运动量较大的跑步之间，运动过后让人不至于太过劳累，但同时达到了排湿除热的效果。因为这种快步走，走不上几步你就会发现有汗排出了，而排汗的过程，也正是排湿的过程。

快步走也要掌握一定的方法，同时要注意避开高温天气，不要空腹健步走，饭后1小时左右较为适宜，如今不少地方机动车较多，运动场地不充足，要尽量选择机动车少相对安全的地方。

快步走时，每分钟保持在100～120步，每次连续走40分钟，以出汗为好。每周可以保持4～5天的快步走，坚持走2～3个月，就能见到明显的效果。

最好将快步走安排在早上上班和晚上下班的时间段，只要坚持3～7天的时间，就会形成一个良好的习惯，总喜欢走一走，那么就更好坚持一些。平时开车和整天坐着上班的人，也正是湿热最容易找上的人，这样走走对排除体内的湿热效果非常明显。

跑步

祛除体内的湿热，跑步无疑是一项非常理想的运动。不过跑步也需要掌握一些技巧和方法，跑步不像快步走，它很快会让人感觉疲劳，想要一直坚持下来就很难。

速度要慢。在跑步时，有些人追求快速，其实这种跑法并不利于身体健康。因为不同的跑速对心脑血管的刺激不同，慢速跑让心脏受到了温和的刺激，但是跑速太快的话，则会对心脏造成一定的压力。因此最初跑的时候以不觉得心脏有压力、呼吸较为舒适为宜。

跑步步幅要小。跑步时保持小步幅可以避免疲劳。步幅小，在迈步时，就会降低肌肉在每一步中的用力强度，可以避免疲劳，从而延长跑步的时间。步幅大的话，脚腕就要相应用力，由此很容易产生疲劳感，也会降低跑步的兴趣，最终会让人放弃跑步。

跑步时尽量选择长跑。跑步祛湿热，要想达到这一效果，仅是跑几步肯定起不到作用，还是要保持长跑，但也要量力而行，一般保持在3000米以上。如此可以消耗体内蓄积的多余热量，让身体主动降低血脂、血糖，还能缓解血压。因此，不仅可以除湿热，还可以防病治病。

虽然上面说了一些跑步的方式方法，但还是要因人而异，每个人的体质、跑步的环境不一样，在实际跑步过程中，要结合自身情况，合理安排跑速、跑程等。

此外爬山也是祛湿热不错的运动方式，尤其是秋季时多爬爬山，借助大自然的燥气，可以将体内的湿热之气排出体外。

养生金点子：少吃盐助排水湿

肾排水是排出体内水湿的一大渠道，而少吃盐可以帮助肾排水，尤其是出汗较少的白领人群更应少吃盐。若无明显排汗过多的情况，夏季仍应低盐饮食。其中，中老年人食盐摄入应少于普通人的摄入量，有肾脏疾病的人群更应严格控制食盐摄入量。

第二节

除湿热的饮食之"道"

导致身体湿热的原因有很多,其中饮食不节制是很重要的一个因素。前面我们简单提到了,脾负责体内水湿的运化,脾功能强健,才能正常将体内多余的水湿转输到肺、肾等脏器,进而排出体外。

但是生活中,不少人存在着无节制饮食的问题,它让我们的脾胃很受伤,让脾胃转输水湿的功能下降。比如暴饮暴食、过食肥腻醇厚的食物、嗜好饮酒等,都有可能会伤及脾胃。因此,如果想要我们的脾胃健康,功能正常,水湿代谢正常,那么饮食上,我们就需要注意以下几点。

❀ 不吃得过饱

在中国民间一直流传着"少吃香,多吃伤"和"饥不暴食,渴不狂饮"的谚语。这也告诉我们,饮食不能暴饮暴食,每餐不能吃得过饱。历来中医都认为,脾胃有三怕:一怕生,二怕冷,三怕撑,每餐吃得太饱、太撑,会让脾胃受到损伤,从而给湿邪积留体内留下机会。

避免吃得过饱损伤脾胃,不让湿邪积留体内的办法就是少吃。但是这个少吃有一个度,既要保证身体的营养所需,同时又不会给脾胃带来负担,那就是七八分饱。

有不少朋友看到这个七八分饱，认为太过模糊，还是不容易掌控它的量。其实，我们在吃饭的过程中，吃一段时间之后，就会有种似饱非饱的感觉，当出现这种感觉的时候，就是我们进食量最为合适的时候，也就是七八分饱的样子了。

❀ 细嚼慢咽

"欲速则不达"不仅是一种处世哲学，也是享受健康人生的一剂良方。在饮食上细嚼慢咽，所带来的不仅是对美食和生活的尽情享受，对身体的健康养生带来诸多好处。因为唾液中含有淀粉酶，能够初步将食物中的淀粉分解成麦芽糖，让身体更易吸收，不至于让食物的消化任务给脾胃造成负担，让湿邪肆虐。上面提到的每餐吃七八分饱，也需要我们对食物细嚼慢咽，快速吃饭只会导致我们的胃还来不及将饱了的信息传递给大脑，就已经吃到十分饱了。

因为种种原因，匆匆忙忙、狼吞虎咽的吃饭景象，时常出现在我们的生活中，很多人说自己吃饭的状态就是"囫囵吞枣"，这一点儿不为过。要想控制吃饭太快的问题，还需要注意：每餐在固定时间吃，感到有些饿时就吃饭；整个吃饭时间至少在20分钟以上；每口饭都要咀嚼30次以上；用小汤匙代替筷子，减慢速度；多吃蔬菜和粗粮，这样的食物不细细咀嚼很难下咽。

❀ 避免吃太"浊"的食物

预防和调理湿热，还要避免吃太"浊"的食物。太"浊"的食物主要指的是油腻、油炸、煎烤、甜食、酒等，吃过之后会"热上加热"。因此，饮食尽量以清淡为主。

❀ 多吃温热食物

冰品和冷饮是不少人的最爱，但是往往吃下之后，脾胃会受到损伤，进而降低脾胃功能，为身体生湿生热留下机会。因此平时要多吃温热的食物。

❀ 遵从"中国居民膳食宝塔"，科学饮食

"中国居民膳食宝塔"提出，每人每天应吃谷物300～500克，蔬菜400～500克和水果100～200克，鱼、禽、肉、蛋等动物性食物125～200克(鱼虾类50克，畜、禽肉50～100克，蛋类25～50克)，奶类及奶制品100克和豆类及豆制品50克，油脂类不超过25克。

虽然我们每个人不可能很精确地按照这些量来控制饮食，但是通过这个膳食宝塔我们可以看出：要均衡膳食，要以谷物、蔬菜、水果为主，嗜好大鱼大肉的朋友，平时就要尽量减少其量。因为肉类食物不宜消化，摄入之后很容易生湿生热，给湿热带来机会。

❀ 饮食要规律

不少人饮食没有规律，早饭不吃，或者午饭到了下午茶点的时间还没吃，晚饭也没有一个固定的时间，有些人甚至一天只吃一顿饭。这种情况下，很容易导致暴饮暴食，从而为湿热带来了侵袭身体的机会。因此，一日三餐要有规律，每天尽量在早上7～9点之间进食早餐，11～13

点之间进食午餐，17~19点之间进食晚餐。

当然，以上的饮食之"道"，还重在不再继续加深身体的湿热状态，体内已经有湿热时，还要多吃一些祛湿除热的食物，这在本书后面的章节中会有非常详细和具体的介绍。

养生金点子：刚蒸好的米饭先散湿气再吃

过去人们蒸米饭时，需要经过三个步骤：煮、滤和蒸。不过现在因为有了电饭煲，让米饭可以一步到位。稻子是生活在水中的，本身是带有湿气的，用电饭煲焖的饭会有更大的湿气，而带湿气的米饭被摄入胃中后，会增大脾胃的运化难度，导致湿气滞留于人体中。不过如果焖好米饭后，打开盖子，让饭透透气，稍稍冷却，等湿气散去后再吃，这样就可以减少湿气。

第三节

作息规律，湿热不能欺

大家应该都了解，中医历来都讲究"天人合一"。所谓的天人合一，说的就是人的一切活动都应该和自然运动变化规律相应，天亮了就要起床，天黑了就要休息、睡觉。但是遗憾的是，现今社会中，能够真正与大自然"同步"的人很少，尤其是一些年轻人，在纷繁复杂的社会中，肆意忤逆着"天道"，作息相当混乱。该睡觉时不睡觉，该起床时不起床，这就给湿热邪气的入侵带来了很大的可能。

我们就拿经常熬夜这一点作为例子说一下。经常熬夜的人都有这样的体会，第二天起来，会觉得浑身不舒服，舌苔黄腻，满嘴口气，身上的味道也很大，肌肤油腻不爽，其实这就是熬夜促成或加重了湿热的表现。

这还仅是熬夜给人带来的湿热表现，如果你整天生物钟都处在被打乱的状态下，那么由此带来的湿热就更为严重了。因此，作息规律，在防治和调理体内的湿热时起了非常关键的作用。

如何有规律地作息？我们同样从中医"天人合一"的角度来讲，简单来讲，就是要依据一年四季的节律变化和一天之内的阴阳变化而规律我们的作息。

❁ 春天

春天万物复苏、荣发生长，此时我们应和天之道，就要珍惜大好时光，晚睡早起，起来后，以一个非常放松的状态，在小区中或者公园中走走、看看、听听，让自己心情愉快。顺应心情，做自己想做的事情，就算是失败了，也要保持轻松明朗的心情。春天对应五脏的肝，肝气需要和顺，因此春天一定要保持好心情。

❁ 夏天

夏天万物茂盛，此时应该晚睡早起，避免发怒，让心情和顺，这是因为夏天对应五脏的"心"。心情不好，郁结不舒，就会影响气血运行。气血运行不畅，郁结日久，生热生火，与夏天湿热之气重相交，湿热也就很容易形成了。因此夏天同样要保持心情舒畅。

❁ 秋天

秋天大自然之气以收敛为主，给人一种明净舒爽的感觉，少了湿闷、闷热的感觉，也降低了湿热邪气的侵袭。但是，降低了并不代表体内就一点儿湿热邪气都没有。经过一个夏天的洗礼，潮湿、闷热的天气脾胃很容易受到影响，功能下降也在所难免。因此到了秋季，有些人一样遭受着湿热的困扰。此时还需要早睡早起，令神志安宁，同时还要多吃一些健脾除湿的食物。秋天应肺，肺燥是秋季很常见的症状。燥气易诱发火气（热），因此，秋季还要顺应大自然，收敛肺气，多吃一些滋阴养肺的食物。

❀ 冬天

冬天万物蛰藏，早睡晚起最符合大自然之道，蛰藏精气，来年就可以有一个健壮的身体。早晨起床时间以日光大亮为好，注意及时添加衣物保暖，以蓄势待发，等待新一年的到来。

四季的作息养生之道，说得较为笼统，但也为大家指引了大致的作息规律方向。春季和夏季要晚睡早起，这里的晚睡，并不是鼓励大家熬夜，同样也要在夜间23点之前入睡。平时的时间里，一般都要在21点30左右就要准备睡觉，22点左右则进入上床睡觉的时段。早上6点左右起床较为适宜，总之最好保证每天8小时的睡眠。此外，每天中午，不管居家，还是上班一族，都尽量保持有半小时的午睡休息时间。

做好了以上几点，相信大家就可以很好地从作息规律这一方面起到预防和调理湿热邪气的作用。

养生金点子：适当午睡

适当午睡可以祛湿，让身体更轻盈。很多上班族因为工作的原因，几乎不睡午觉。殊不知，睡好午觉能让我们的身体更轻盈，精力更充沛地投入下午的工作。过度劳累容易耗伤气血，气血不足会进一步加重水湿内停。夏季昼长夜短，有的人经常晚上加班，非加班人群也有吃夜宵、夜间娱乐、夜生活延长的习惯。因此，夜间睡眠时间往往不足，午睡也就更加重要，需要特别注意劳逸结合。

第四节

调摄精神，与湿热无缘

> 中医养生很注重情绪养生，尤其是"气和"，就是气的运行和顺，不郁滞、不阻塞，自然顺畅，这种状态下，想要身体生病都很难。大家平时常挂在嘴边的"心平气和"，其实指的就是这个，只有气和了心才能平静。但是生活在现今社会中，想要保持这种状态却很难，压力大、忧思重重、常发脾气等，成了家常便饭，而这些坏情绪，也给湿热留下了可乘之机。

为什么精神不佳、情绪不好会给湿热带来可乘之机呢？这里一说大家就能明白。气血的运行受精神、情绪影响非常严重。情绪舒畅，心情好，气血运行畅通无阻，没有任何郁滞，这种身体状况下，即便外界湿热严重，也不易侵袭身体。

如果气血运行由于心情不佳的原因而郁滞，气血无法正常输送供给身体各处，机体抵抗力下降，湿热邪气就易侵袭身体了。因此大家要学会调摄精神，尽量将心情保持在平和的状态下。想要做到这些，还要做好以下几点。

🏶 学会转移注意力

转移注意力具体可以通过以下方法。

倾诉排遣法。很多人忧思较重，忧思重伤脾，这是中医历来的理论说法，脾受伤，不能正常排湿，湿邪就积聚体内了。忧思重时，不妨将所思的事情向知己倾诉，约上三五好友到咖啡馆或者茶馆聊聊天，也可以寻求心理咨询师的帮助，给心灵以慰藉。如果能以此帮助抒怀，并且将所思所想的问题解决了就更好了。

唱歌抒怀。不管是心情不好，还是忧思过重，都可以通过引吭高歌来抒发，因此不妨约上家人，或者三五好友一起去K歌，并且通过歌声将自己的信心找回来。

购物满足法。这一招对女孩子尤其管用。当一个人瞎想、闷闷不乐时，约上闺密去商场狂购一番，看着自己战利品，会让你忘却烦心事。

🏶 释放坏情绪

释放坏情绪一个很有效的办法就是发脾气。坏情绪郁结于胸，久久不能释怀，就会生热化火，进而给湿热创造机会，而发脾气可以将郁结于胸的坏情绪发泄出来。不过发脾气也要适度，不能太过，否则不仅不能解决问题，还会加重坏情绪。

如今人们压力大，动不动就想发脾气，其实这也并非都是坏事，可以通过这种方式舒缓一下压力。

释放压力

有句话叫"没事儿找罪受",现在很多人因为承受着巨大的压力,导致非常痛苦,就像受罪一般。其实不管是工作上的、生活上的,还是感情上的,很多时候,压力还是自己强加给自己的,此时就要学会放松心情。

该休息的时候就休息。不少人为了工作非常拼命,一年到头很少有休息的时候,即便周末放假,也依然在家埋头工作,如此的工作方式只会让压力越来越大。不仅如此,身体状况还会每况愈下。该休息的时候,就果断放下手头的工作,找个不错的天儿,出去爬爬山、散散步,欣赏欣赏外面的风景,都是缓解压力的方法。

要懂得知足常乐。有句话叫"人比人气死人",攀比不仅会让心理扭曲,还会加重心理负担,无形中又给自己增添了一重压力。欲壑难填,减少欲求,懂得知足,享受眼前的幸福,才是真正的生活之道。

对于情感上的压力,要学会自己排解。看重自己,尊重自己,爱护自己,更要相信自己!每个人都是独立的个体,无论谁离开谁都能独自生活于世界上。要懂得放下,世上没有过不去的坎儿!

除此之外,还要多笑,哪怕没有什么值得笑的事儿,也要诱发自己笑。还要根据自己的喜好,多培养一些爱好,比如琴棋书画以及一些运动,如打羽毛球、游泳等,都可以调摄精神,让心情大好。

忧思过重、情绪不佳、压力太大时,就用上面这些方法排解、舒缓一下,将情绪调摄好,以最佳的精神面貌面对新的一天,如此一来,湿热想要侵袭身体都不可能。

> **养生金点子：按揉少海、通里、少府三穴**
>
> 　　天气炎热，心情烦躁，可通过揉按少海、通里、少府三穴位来清心除烦。少海穴有宁心安神的功效，可屈肘，在肘横纹尺侧头凹陷中取穴。通里穴有宁志安神、益阴清心的功能，该穴在腕横纹上1寸，尺侧腕屈肌腱的桡侧缘。少府穴可清心安神，在手心第4、5掌骨间，握拳时小指与无名指指端间即是。用手指揉捏按压这三个穴位，平均每个穴位按摩2～3分钟即可。

第五节

药物有利弊，谨慎选择

有道是"是药三分毒"，但凡药物都是有毒性的，只不过分大毒、常毒、小毒而已。有些人可能会说有些药没毒，那如果一点儿毒性也没有的话，就叫作食物了，完全可以用来填饱肚子了。药物有毒性，因此治病用药要十分讲究、谨慎，尽量用一些少毒高效的药物。

药物被人体摄入后，不仅会让病邪败下阵来，同时还会损伤维护身体健康的正气。正气受损，身体就会出现虚弱的状态。大家都知道，生了病，虽然主要病症没有了，但是身体还是处于一种虚弱的状态，这就是因为正气的耗损。当然，这种正气的耗损，除了一些药物外，更多的还是来自病症本身。但是如果耗损的这些正气不能及时被补益的话，湿热邪气就容易乘虚而入了。

即便药物有毒，还会伤及体内的正气，但是治病疗疾、护理保健，抑或是强身健体等，都离不开药物。如果想让这些药物不对湿热的产生起到推波助澜的作用，同时也不再继续加重体内的湿热，还需要注意以下几点。

❀ 性热黏腻的药物少吃

很多药物具有性热黏腻的性质，比如人参、鹿茸、五味子、肉苁蓉等，如果没有辨清体质就自行乱吃的话，致使身体湿热的可能性更大，比如原本已经属于湿热体质，或者痰湿体质，如果再服用这些热而黏腻的药物，只会让湿热更重。因此，用药一定要在医生的指导下谨慎选择，尽量避免给湿热邪气以可乘之机。

❀ 滋补强身别盲目

滋补强身在如今社会中非常受重视，这也是大家重视养生的表现，在滋补强身的过程中，很多人会吃保健品，认为药物有毒，保健品，是没毒的可以随意吃。其实保健品之所以有保健的作用，还是靠其中的一些药物成分，比如很多保健品中都含有人参成分，人参属于黏腻之品，用法不当会滋生湿热。而且保健品本身就是滋补品，但凡滋补，都少不了黏腻的药物，即便没有人参成分，也必定会含有其他黏腻的滋补药物成分。保健品离不开药，服用时不能盲目。

❀ 滥用寒凉药物

生活中不少人滥用去火药，每当觉得有些上火的时候，就开始吃清火药，也不管这种火到底是可以吃去火药的实火，还是并不适合吃去火药的虚火（虚火主要是阴虚，滋阴补阴才是去火的根本）。清火药之所以能够祛除体内的火气，就因为它们属于苦寒药，寒性一般都较为峻猛，对体内有实火的人来说，适当服用是可以的。但是如果是虚火，再服用这种药物，只会加重体内的寒性。脾胃最怕寒凉，摄入苦寒药物之后，对脾胃的损伤非常大，脾胃虚弱了，湿热的机会就来了。因此苦寒的清火药物不能滥用。

此外，西药中的抗生素也属于苦寒药物，长期服用也易损伤脾胃，给湿热邪气留下机会。

因此，在用药时一定要辨清体质，同时更要对症，在医生的指导下谨慎、合理用药；自己在家服药时，尽量避免滥用、贪多，如果不能确定自己的病症和病因，还是尽量避免自行盲目用药。

养生金点子：早上按摩面部

每天醒来别急着起床，先做这几个小动作，不仅能消除面部水肿，还能提神醒脑。将双手搓热，将掌根贴在下巴上轻轻用力向上推，至头顶时曲指，以指腹从前向后按摩头皮至颈部的风池穴，反复5遍。然后搓热双手轻拍面部，眼周用指腹，感觉脸部微麻即可。

第六节

顺应"天道",防湿热要应季

> 前面我们在说作息规律避免湿热的时候,简单说到了一年四季的作息,当然那些仅是防湿热最基本的。想要防范湿热对身体的侵袭,单纯的规律的作息仅是一方面,接下来我们还要从细节处告诉大家如何顺应"天道",按照季节防范湿热。

❀ 春季

春天气温升高,雨水也逐渐多起来,此时要避免温邪、湿邪转化成湿热对身体造成伤害。同时,春季风多,且此时的风是助热的一种外邪,因此还要防风。春天要注意开窗通风,还要及时避风、避雨、不淋雨、不湿衣、不湿着头发睡觉等。

还要注重"春捂"。虽然春天气温逐渐升高,但冬天的寒意还没有完全消散,不要太急着减衣服,适当地"捂捂",可以固护正气、抵御外邪。不过"捂"不能过度,感觉不冷不热即可,否则太热会生火,反倒成就了湿热的侵袭。

在饮食上,少吃些酸味食物,多吃些甜味食物,因为春天肝气旺盛,肝气太旺的话会克脾土,因此多吃些甜味养脾的食物,比如大枣、蜂蜜、小米等。油腻食物会影响脾胃的消化吸收功能,易助生湿热,因此春季的饮食除了多吃些甜味之外，还要注意清淡。

❀ 夏季

夏季气温偏高，雨水也多，是湿热最易侵袭身体的季节。防湿热具体还要做到以下几点。

不能贪凉。气温高的时候，空调、风扇以及冲凉水澡、吃冷饮等，就成了常事，但不管是用的，还是吃的，这些都属于寒凉之物，最容易损伤脾胃，会给湿热侵袭带来机会。夏天原本是应该大量出汗的季节，体内的湿气也会随着这些汗液的排出而减弱。但是享受在空调房中，或者大肆食用冷饮等，导致毛孔闭塞，剥夺了身体排汗的权利，由此就让体内的湿气少了排出体外的通道。因此要少吃、少用这些寒凉之物。

同时在使用空调或者风扇时，尽量避风，做好保暖工作，避免风寒邪气直吹人体诱发疾病。

学会"逆养生"。夏天本就热，但在此时多吃些热性的姜、蒜等食物，不仅可以除湿，还能够起到杀菌的效果。热的时候喝上几杯温热的茶，你会觉得浑身都舒畅，其实这就是让脾胃舒服了，同时又加速了体内湿气的排出。

清淡饮食。夏天心气较为旺盛，心火容易大，而脾又容易虚，因此更容易给湿热带来机会。饮食上注重清淡，比如多食用一些绿豆、冬瓜、扁豆、莲子、赤小豆等，不仅可以清心，还有助于除脾湿。

说到夏季时，还要特别提一下长夏。对于长夏的说法不一，不过从季节上来说，长夏是指夏季的最后一个月，这个月是一年中雨水最多的时候，空气湿闷，也是湿热气最盛的时候，因此在长夏时候更要防湿热邪气伤身。重要的就是养护好脾，饮食上多吃些白扁豆、薏苡仁、赤小豆等，后面章节中会介绍到多种祛湿除热的药和食物，可以根据你个人的情况适当食用一些即可。

❀ 秋季

秋季主要以燥气为主，燥气最易损伤肺脏，而肺金如果受损，脾土也跟着遭殃，这就是中医上所说的"子病犯母"，或者"子盗母气"，所以肺不好，脾气就会虚弱。因此秋季要防燥，饮食上多吃一些清润的食物以润燥，比如银耳、石榴、甘蔗等，如果身体本已经有湿热了，还要多吃些化湿清热的食物。此外，诸如沙参、百合、麦冬、生地、玉竹等，都可以用来作为滋阴润燥的药物。

❀ 冬季

冬季天气寒冷，但是过度地保暖和补益，是冬季湿热产生的根源，因此冬季虽冷，但保暖和补益要适度。

冬季人们都不爱出门，尤其是北方人，有"猫冬"的习俗，就是窝在热炕头上过寒冬。这样"猫"久了，又吃得过热，尤其是一些肉类食物，在冬天吃得多。"猫"出来的热，再加上吃出来的湿，就给湿热创造了侵袭内生的机会。

因此，要保暖，但是不能过暖，不觉得冷即可。不能每天都猫在炕头上或者屋里避严寒，到外面活动活动还是必要的，但要避免运动量大的活动，以闭护阳气，不伤正气，给来年的身体健康打好基础。同时补益也不要一味以肉食为主，适当地搭配一些素食，荤素搭配才能减少湿邪的侵袭。

通过上面的叙述，想必大家对顺应"天道"应季防湿热已经有了一定的了解，只要做好上面的几点，相信大家就会大大避免湿热对身体的侵袭。

> **养生金点子：常洗温水澡**
>
> 天气闷热状态下，常闷出一身汗，戏说为免费桑拿，属于人体自然排汗。但是洗桑拿虽然满足了不少懒人的排汗需求，令血液循环加快，促进体内湿邪排出，但因为出汗过多，不利于心脏健康。因此，洗温水澡，且配合简单的按摩手法，则成了更健康的排汗方式，同时还是一种很好的放松方式。

第七节

环境是大气候，预防湿热有讲究

> 造成湿热的原因有很多，其中环境是造就湿热体质的一大主因。
>
> 湿热可以由内部产生，比如脾虚就会生湿，这就是我们说的内湿，属于一种病理产物，常因脏腑功能失调所致，湿久不去就会生热，湿热就会产生；也可以由外部产生，这就取决于外部的环境了，比如气候潮湿或者长期居住在潮湿的环境中，导致外来水湿侵袭人体而致，依然会诱发湿热。

大家都知道，南方的气候气温高，雨量多，湿度大，又没有风，即便有风又很少，人们生活其中，就如同在一个大蒸锅中。在这种状态下，皮肤蒸发排汗变得非常困难，外界的湿热没有改变，体内的湿热又无法排出去，由此湿热就产生了。因此，南方人是湿热体质的高发群体。

南方出美女，这点大家也是很清楚的，只是这种说法对于江南地区的美女更为适合。而长期处于湿热环境中的广东等地区的女性朋友，皮肤一般都不是特别好，不是长痘，就是粗糙，这就是湿热所致。

其实，不光是南方的湿热环境，就是长期居住在潮湿甚至是闷热的环境中，或者长期在潮湿的环境中上班，都会让外界的邪气侵袭身体，而加重体内的湿气，进而困阻脾胃，导致运化水湿的功能降低，湿邪也就由此驻留体内了。湿重湿久，热就不远了。

受环境影响产生湿热时，在预防上还要有一些讲究。比如南方人多通过吃辣椒的方法来抵御湿邪，通过辣椒的辛热，将体内的湿气逼散出来。但是这种方法却不适合长期处于干燥环境下的北方人，北方人长期吃辣椒的话，不仅会损伤消化系统，还会加重体内的火气。当然北方人不是长期生活在湿闷、潮热的环境中，因此一旦察觉体内有湿热，还要辨证查找原因，通过最为有效的方法将湿气排出体外，比如饮食、药物等。

养生金点子：药浴防湿热

防湿防暑可以用药浴的方法：只要取等量的桂枝、槐枝、桃枝、柳枝、麻枝，用纱布包好，加10倍于药物的清水，浸泡20分钟后，再煎煮半小时，最后将药液倒入水中即可浸浴。不过需要注意的是，在出汗时不要立即洗澡，待出汗结束后再洗。

第四章
湿热源于脾胃，养好中焦湿热难扎根

　　脾胃在各脏腑中担负着运化水湿的任务，因此身体受水湿邪气的影响，大多源于脾胃虚弱，无法将水湿及时转输出去，进而排出体外，由此湿邪积聚，才给湿热带来了机会。因此，只要养好了脾胃，湿热就难侵袭身体。如果身体已经有湿热病邪存在，那么在健养脾胃的同时，只要再配合清热除湿的药物或者食物，不仅强健了脾胃，还将体内的湿热也祛除了。

第一节

粥是"第一补物",常吃脾胃好

> 工作当中经常会遇到因为脾胃虚弱导致身体湿热的患者。一次,一位患者确诊是脾胃虚弱,且体内有湿热病邪时,她马上问了我一句:"那有什么好的办法养脾胃祛湿热吗?"我当时只简单跟她说了一句:"多喝点儿粥!"

❀ 医师解惑

脾胃功能强健,消化吸收能力好,运化水湿的功能正常,身体就不易被湿热病邪侵袭。而粥就是上好的健养脾胃佳品。每天早上胃经当令(早上7~9点),趁胃空虚,喝上一碗热腾腾的粥,就可以充养胃气。

脾胃最喜欢细软的食物,粥细腻软绵,最养脾胃。尤其是随着年龄的增大,人的脾胃等脏器机能逐渐衰退,消化吸收的功能下降,而含有大量水分、熬煮细软的粥,就成了极易被脾胃消化吸收的食物。如果在其中加上一些滋补药物,比如黄芪、当归、红枣等,补益脾胃的效果就更好了。

❀ **实战课堂**

大枣粥

原料：粳米或小米150克，大枣10个。

制作方法：

1.将粳米或小米淘洗干净，大枣洗净；

2.锅中加水适量，煮沸后下粳米或小米以及大枣，继续煮沸后，转小火熬煮成细软的大枣粥即可。

营养功效：健脾养胃，益寿延年。

大枣性偏温，虽然可以健养脾胃、补益气血，但还是要适量食用，每天3~5个即可，不要多吃，否则反倒会生热。对于新鲜的红枣，因为甜脆爽口，人们容易进食过多，这样不仅起不到补脾的作用，反而会产生腹泻伤脾。此外，因外感风热引起的感冒、发烧者以及腹胀气滞者不能食用红枣。而且红枣的枣皮消化起来比较困难，一定要细嚼慢咽。

山药莲子粥

原料：新鲜山药50克，莲子20克，粳米100克，白糖适量。

制作方法：

1.将山药去皮洗净切小块，莲子洗净，粳米淘洗干净；

2.锅中加水适量，加入淘洗好的粳米、莲子及山药块，大火煮沸后，转小火熬煮至粥熟，食用前加白糖调味即可。

营养功效：温胃健脾，最适合脾阳不足的人食用。

山药因为含有较多的营养成分，又容易被消化吸收，如今已经被作为日常食物食用。且山药具有补而不滞、不热不燥的滋补作用，被看成是补益脾气的佳品。

现代营养学研究也发现，山药中主要含有淀粉酶，这种物质可以刺激胃肠道蠕动，加速肠内容物排空，促进小肠的吸收功能，有助于消化，由此可见它有养胃的作用。

莲子也具有健养脾胃的功效，还可以除热，因此常吃这款粥对脾胃好。

喝粥虽然有助于消化吸收，对脾胃好，但是一日三餐却不能总是喝粥。一来营养上欠缺，二来"不顶饿"，几口就能饱，但很快就会饿，三来总喝粥，胃的消化功能会下降。因为粥不用太复杂的消化，胃逐渐接受了这种简单的消化之后，反倒会让胃的消化功能衰退。因此在喝粥的时候尽量搭配其他的食物。

此外，冰粥会损耗脾胃阳气，因此不适宜食用。

养生金点子：站桩

站桩可以健脾祛湿。方法：两脚保持与肩同宽，双手抱在胸前，呈抱球的姿势，双腿同时弯曲，膝盖不要超过脚尖，全身都要放轻松；在站养生桩的时候，可以在心中冥想，感到手掌心有一种酸麻的感觉时，将胳膊举高或放低，高举时不过眉，放低时不过肚脐，两只手可以左右调整位置。注意站的时间不宜过长，要循序渐进，初学者站10分钟就可以有效果了，之后可以渐渐加长时间。

粥里加点儿料，"芡实薏米粥"最益脾祛湿热

> 一位患者来找我，说总觉口干口苦，吃了甜食以后会冒酸水，不想吃饭，常犯恶心，身体困重疲倦。了解了这些症状，同时又询问其他症状后，确诊这位患者是脾胃湿热。在为他开了清热除湿的药物后，又建议他平时可以用芡实和薏米熬粥喝，防治脾胃湿热等症状。

❀ 医师解惑

粥最养脾胃，平时煮粥时，大家更多的是单纯用粳米或者小米单一的食材。不过如果在粥中加入一些"料"，不仅可以让健养脾胃的功效更好，还可以起到清热利湿的作用。

薏米就是一种众所周知的除湿热最好的药食两用的食材，中医典籍中的很多祛湿偏方验方中，都拿薏米来做药引子。

薏米在中药中称"薏苡仁"，被很多中医典籍列为上品，主要用来治疗湿邪所致的病症，消除因为湿邪严重导致的水肿等症状，让脾胃、肠胃功能正常运转。因此，脾胃虚弱，湿邪严重时，用薏米再合适不过了。

芡实脾、肾都养，能够调理脾胃，促进脾胃的消化吸收功能，还可以固肾强精。脾为后天之本，肾为先天之本，人体这两个先后天根本养好了，不仅养好了脾胃，还固护了正气，抵御了外邪的入侵。因此将这两者搭配在粥膳中，清利湿热的效果就可见一斑了。

❀ 实战课堂

芡实薏米粥

原料：芡实、薏米各50克，粳米50克，素肉、槟榔干各70克，盐适量。

制作方法：

1.芡实、薏米均洗净，在清水中浸泡约1小时，粳米淘洗干净，素肉泡软，槟榔干洗净，切片备用；

2.锅中倒入适量水，放入芡实、薏米及粳米，煮开，改小火煮至软烂，再加入素肉及槟榔干，继续煮5分钟后，加盐煮匀即可。

营养功效：健脾养胃，固肾益气，清利湿热。

此粥可以帮助身体排便、排汗，使湿热不会囤积在体内造成身体不适，特别是湿邪严重诱发的水肿等症。在制作时，可以加粳米，也可以不加，其中还可以加入山药、大枣、绿豆、红小豆等食材。

薏仁醪糟

原料：薏米100克，糯米500克，酒曲适量。

制作方法：

1.将薏米、糯米淘洗干净，薏米用清水浸泡3小时以上，糯米浸泡1小时左右；

2.将薏米加水适量熬煮至熟，糯米煮成干米饭，两者混合后，待冷，加酒曲适量拌匀，发酵成为酒酿，每日随量佐餐食用即可。

营养功效：健脾胃，祛风湿，强筋骨，可治风湿性关节炎。

薏米性寒凉，对脾胃已经虚弱，尤其是虚寒者来说，可以将薏米炒熟后再煮粥或者泡茶服用，健脾祛湿热的效果一样好。

芡实不能一次性食用太多，并且要用慢火炖煮至烂熟，吃时细嚼慢咽，方能起到滋养身体的作用。芡实有较强的收涩作用，便秘、尿赤者及妇女产后皆不宜食。

养生金点子：薏苡仁橘皮粥

药膳方"薏苡仁橘皮粥"可以清热祛湿、健脾益气。取薏苡仁50克，玉竹10克，橘皮5克，大枣10个，粳米200克。将薏苡仁、玉竹、橘皮与淘洗干净的粳米同置于锅内，加适量水，先用大火煮沸，再用小火煨熬，待米烂粥稠即成。

第二节

家中常备"春砂仁蜜",防治肠胃湿热没烦恼

一朋友找到我,向我诉说他诸多的不适:胃痛胃胀,不消化,有轻度泄泻症状,不想动弹,慵懒倦怠……我看过他的舌质和脉象,发现他是因为胃寒,且脾胃内有湿邪困阻,导致脾胃功能下降。但是这种湿还没有达到生热的程度,于是建议他回家先服用"春砂仁蜜"调理一下,看一下效果。结果三天后,朋友打来电话说泄泻没有了,胃也不痛不胀了,慵懒的状态也没有了。

医师解惑

我们说,脾胃负责食物的消化吸收和运化的任务,上述这位朋友会出现胃痛胃胀等症状,就是因为脾胃的这些功能失常了,不能正常发挥。由此一来,摄入的食物就积于胃中了,水湿等也不能正常被转输出去。而春砂仁蜜是通过科学方法精制而成的,其中的原料包括春砂仁、蜂蜜、砂糖、茯苓、山楂、陈皮等,其主要原料春砂仁的保健和治疗功能在于健脾健胃和化湿两方面。

春砂仁健脾胃的功能,在于它可以增强胃动力,刺激胃分泌出各种

消化酶，有助于食物的消化和吸收，利于消积食，能促进胃肠排空；化湿则是助已经降低运化的脾胃功能恢复正常，使体内多余的水湿快速排出体外，恢复脾胃的气机升降，从而减轻多余水液对身体的毒害。

此外，春砂仁还具有芳香气味，这种气味也可以化湿，还可以行气，因此可以将体内的寒湿除去，让身体气血运行通畅，症状才会很快得到缓解。

不过市场上销售的春砂仁蜜制作起来较为复杂，我们自己在家可以采用下面这种较为简单的方法。

❀ 实战课堂

春砂仁蜜

原料：春砂仁3克，蜂蜜适量。

制作方法：将春砂仁放入杯中，冲入沸水，加盖闷泡约10分钟，待变成温水时，揭开盖子，舀入适量的蜂蜜拌匀即可。

营养功效：温脾开胃，化湿止泻，行气和中，用于湿浊中阻、脘痞不饥、脾胃虚寒、呕吐泄泻等症。

上面这款春砂仁蜜连续服用两个月，就会收到非常明显的功效。

做菜时加入一些春砂仁，一样可以起到健脾养胃的功效，比如春砂仁煲猪肚、春砂仁蒸排骨等，都能很好发挥春砂仁的养生功效。下面我们来看一道由春砂仁和猪肚烹制的养胃食疗方。

春砂仁肚条

原料：春砂仁末10克，猪肚1000克，胡椒粉、花椒、生姜、葱白、猪油、绍酒、味精、湿淀粉、盐各适量。

制作方法：

1.将猪肚洗净，下沸水锅焯透捞出刮去肉膜，另将锅中掺入清汤，放入肚条，再下生姜、葱、花椒煮熟，打去泡沫，捞起猪肚待冷切成条；

2.将原汤500克烧开，下入肚条、砂仁末、胡椒粉、绍酒、猪油，再加味精调味，用湿淀粉勾薄芡，炒匀起锅装盘即成。

营养功效：补脾益胃，化湿行气，用于脾胃虚弱、食欲不振，或食少腹胀、妊娠恶阻者。

春砂仁含有挥发油成分，可发出芳香的味道，因此不宜久煎，大多去壳碾成细末，当菜肴或汤将成时，拌于其中，当香气大出时则要及时出锅服用。如果一定要长时间煎煮，需连壳一起，不宜打成粉末。

市场上有用春砂仁及砂仁根为主料制作而成的成品保健汤包，方便的同时还起到了健脾补气、健胃消食、和中祛湿、养血润颜的作用；中气不足、气血不充、湿邪困阻而致的面色萎黄、四肢倦怠者都适用。而且这种保健汤包基本都规避了春砂仁辛温性燥的特性，服用之后也不易"动火"，可以长服。

养生金点子：点揉承山穴

点揉承山穴可以健养脾胃，有助于运化体内水湿。伸小腿时，腿肚的肌肉出现交角处，就是承山穴所在。每天坚持点揉，每次点揉3分钟左右即可。

第四节

白术燥脾湿，会用才更妙

一天，一位40多岁的女士来我处看病，自述脘腹胀满、肢软神疲，吃得少还有便溏。我观其容颜肌肤，有较为明显的肿胀，让她自己在胳膊上按了之后，有明显的凹陷。再问及还有没有其他不适症状，她说有时候会无缘无故地冒汗（这在中医上被称为自汗）。观其舌苔，白腻且厚，知道她是因为脾胃虚弱，脾运化水湿的功能失常，导致水湿内停，又反过来困阻脾胃。我给她开了白术为主的药方，7服药吃完后，她基本恢复了健康。

医师解惑

白术是常用中药之一，具有多项药用功能，不过在健脾益气、止泻燥湿利水方面效果最为显著。上面的这位女士因为脾胃虚弱、湿邪困脾导致身体不适，恰好可以用到白术的这一功效。

白术之所以可以改善脾胃虚弱症状，在于它芳香质柔，既可以向上升扬脾的清气，又可向下沉降胃的浊气，由此一来就起到了调理脾胃的效果，且效果非常明显。

实战课堂

白术炒米粥

原料：白术15克，粳米250克，生姜3片。

制作方法：

1.将粳米淘洗干净后晾干，入干锅中用小火炒至米变黄色；

2.将白术与生姜也炒至变黄，然后将三者一同放入锅中，加水适量熬煮成粥即可。

营养功效：健脾止泻，燥湿利水，肠胃不好、经常腹泻者最适合食用。

大家都知道，粳米是大米的一种，由水稻加工而成，因此粳米本身就带有"湿"的性质，但制作粥膳，总免不了要用到粳米，因此如果像这款粥膳一样，将粳米事先炒制一下，那么就可以降低其湿气。不过粳米本身有补脾胃、益中气的作用，因此相对来说即便不炒对脾胃也不会造成伤害。

白术入膳做法有很多，接下来再介绍一道由白术和茯苓一起炖煮的鸡汤。

白术茯苓鸡汤

原料：白术、白茯苓、白芍各5克，甘草3克，鸡翅500克，枸杞子10克，四季豆50克，盐、姜片各适量。

制作方法：

1.将鸡翅洗净斩块备用，锅中加沸水烧沸，下入鸡翅焯透，打去浮沫捞出；

2.白术、白茯苓、白芍、甘草、枸杞子、四季豆分别洗净；

3.汤煲内加清水煮沸，将各种原料全部放入，大火煲约20分钟后，转小火煲2小时，撇出浮油，加精盐调味即可。

营养功效：健脾益气，补气养血，利水渗湿。

白术的用法不同，效果也不同，生用可以利水消肿、除湿治痹，炒用可以健脾和胃，炒焦后用止泻的作用又更强一些。因此，应用白术时，一定要在专业医生的指导下辨证进行。

养生金点子：揉带脉

揉带脉，一方面健脾阳，另一方面振奋了肚腩两侧胆经的阳气，迅速化开了小腹内积聚的水湿。如果觉得揉带脉力度不足的话，也可以用手握成拳来敲带脉，如此不仅可以健脾祛湿，还可以治疗便秘。揉或者敲带脉，说白了就是敲身体两侧、腰边的赘肉，也就是大家平时说的"救生圈"。每天晚上睡觉前，躺在床上，用手来回敲打带脉，力度适中，每次敲100～300下即可。

第五节

扁豆益气健脾，常吃中焦无湿热

> 出诊过程中，经常会遇到因为胃腹冷痛来就医的患者，同时还伴随泄泻的症状。这类患者多半是脾胃虚寒，同时湿邪还较为严重。每每遇到这样的患者，在开具相应的药方后，我都会叮嘱患者回家后多吃些白扁豆。

医师解惑

健脾的食物有很多，不过李时珍偏偏将白扁豆称之为"脾之谷"，说白扁豆"其性温平，得乎中和，脾之谷也。止泄泻，暖脾胃"。我们一直在说，体内湿邪严重，脾胃肯定虚弱，而李时珍对白扁豆的这段功效描述，恰恰就说明了白扁豆对脾胃的补益作用。脾胃养好了，湿邪无力积聚体内，湿热也就无从生起了。

清姚澜在《本草分经》中这样叙述了白扁豆："中和轻清，缓补。"意思就是白扁豆的食用性强，而药性缓和，因此可以长期食用。临床上，白扁豆多用于脾虚挟湿症以及暑湿症等。白扁豆味甘，中医认为甘味的食物正是入脾经的味道，可以起到健脾补脾的作用。而气味芬芳、性偏温燥的食物可以化湿，扁豆气味也具有芳香性质，且性温平，可以促进脾功能的健运。有句话叫"脾得香而能舒"，扁豆的芳香气味可以令脾气舒张运转。

🏵 实战课堂

扁豆薏米绿豆粥

原料：白扁豆50克，薏米50克，绿豆50克，白糖适量。

制作方法：

1.白扁豆和薏米淘洗干净后，用水浸泡5～8小时，绿豆洗净（不用浸泡）；

2.将白扁豆、薏米和绿豆一同放入锅中（连同浸泡过的水一同倒入锅中），大火煮开后，小火继续煮约1小时，煮至薏米和扁豆熟烂，吃的时候加入白糖调味即可。

营养功效：健脾益胃，利湿化湿，消暑清热，对于脾胃虚弱、食欲不振、身热烦渴、消化不佳者有助益。

薏米、绿豆在健脾除湿上都能发挥一定的功效，两者与白扁豆一起，健脾除湿的功效就更强了。其实不光是与薏米、绿豆，平时煮粥时，随便放上一些白扁豆，不仅丰富了食材，还起到了养脾胃和利湿的作用。尤其是在夏末秋初时节，此时湿热气很大，脾很受伤，此时不妨事先泡好一些白扁豆，放在冰箱中冷藏，每天烹制美食时，随手取出一些加入即可。

扁豆不仅可以煮粥，还可以用来做茶饮，下面一起来看一下。

扁豆茯苓饮

原料：扁豆20克，茯苓20克，炒薏苡仁20克。

制作方法：将以上原料用水煎煮后直接作为茶饮饮服即可。早晚各服1次。

营养功效：益气健脾，利湿止泻，适用于气虚体弱、脾胃不足、食欲不振、大便稀薄等。

中医在用白扁豆补脾止泻时，多会先将它炒制。就是将扁豆洗净晾干后，放到锅中清炒，炒至颜色呈微黄，有些焦但不糊的时候就可以了。服用的时候只要将炒制后的扁豆捣碎，用白开水冲服。这种炒过的白扁豆暖脾胃的效果更好。怕自己炒不好的话，可以到药店买现成的炒制白扁豆。

养生金点子：爬山

爬山是日常人们锻炼的常用方法，爬山除了可以欣赏到身边美丽的风景外，还可以锻炼筋骨，让人汗水淋漓——这也是排除体内水湿的良法，同时还能让人的脾通天地和山谷之气，起到了健养脾胃、祛除体内水湿的作用。

第六节

"藿香茯苓茶"是最好的健脾除湿茶

> 正值大暑时节,一患者来看病,主诉胸闷厉害,已持续了3天,有上气不接下气的情况。再询问之下,得知除这些症状外,他胃口变差了,口中黏腻不适,口淡无味,没有渴的感觉,同时伴有腹泻。看过了他的舌苔——白腻,诊过脉之后,又发现脉象濡,于是最终诊断他是因为湿邪困阻脾胃所致的不适症状。开药方的同时,建议他喝些藿香茯苓茶。

❀ 医师解惑

大家都知道,大暑时节天气炎热,又多雨水,是一年中最热的时候,暑热夹杂着潮湿,非常容易出现湿气困阻脾胃的情况,从而影响气的运行,导致胸闷、气短、胃口差、腹泻等症。而且患者舌苔白腻,这也正是湿气严重困阻脾胃的表现。

对于这种症状,需要清暑、祛湿同时进行才能起到作用。这个时节恰好正是藿香长势最旺的时候,而且藿香对于祛除暑湿的效果又非常显著,因此为患者推荐了藿香。藿香属于"芳香之品",这种芳香气在提振脾胃之气的同时,又可以轻松去掉湿浊之气。

不过藿香虽然可以祛湿气,但是除湿邪的效果并不如茯苓、白术、薏米等好，因此在为患者推荐藿香茶的时候，又特别提到了茯苓。后面会具体介绍茯苓，在此先不多说。临床上，经常将藿香和佩兰一起使用，藿香解表，佩兰行气，两者在一起用，去除中焦湿气、振奋脾胃的作用就加强了。

❀ 实战课堂

藿香茯苓茶

原料：藿香10克，茯苓10克。

制作方法：

1.将茯苓、藿香洗净；

2.锅中加水适量，下茯苓小火慢煮半小时左右，下藿香，略煮后即可停火，晾温作为茶饮饮用。

营养功效：消暑祛湿，芳香化浊，健脾胃。

在煮这款茶饮的时候一定要注意，藿香不能过早放入。上面说了，藿香属于芳香之品，芳香味道可以提振脾气、降浊气，如果放入太早会让这种芳香味道挥发掉，从而降低了其功效。

除了泡茶以外，藿香还有很多吃法，直接腌制后食用，或者煮粥，也可以用来做味道香醇的藿香饼。

藿香饼

原料：藿香叶200克，面粉、盐、油各适量。

制作方法：将藿香叶洗净后，撒盐腌渍一会儿，加入面粉和水调成糊状；在电饼铛中加油适量烧热，将调好的藿香面糊摊到电饼铛里，煎至两面金黄即可。

营养功效：消暑祛湿，芳香化浊，尤其适合湿热交加的暑天食用。

不过暑湿时节，除了藿香，对于其他"芳香之品"，比如香菜、生姜、小茴香、桂皮、紫苏等，这些芳香之品也可以起到如藿香一样的作用，可以解暑、化湿、和胃、助消化、开窍、醒脑等，对于因为湿浊内阻引起的胸闷、少食、体倦、口干、舌苔白腻等现象，也有着非常不错的疗效。所以，如果没有藿香，或者不方便获得藿香叶时，可以用其他的芳香之品代替。

养生金点子：藿香泡脚

藿香不仅可以吃，还可以用来泡脚，且具有祛除暑湿的作用。取30～50克藿香，放入2升水中，用大火煎煮40分钟左右，再用小火煎熬，待药液剩下1升时，取出汁液，再加水2升，煎至药液剩下1升，将两份药汁放在盆中浸泡双足，药液以没过脚踝为度，在泡脚的同时，可以进行足部按摩，效果更好。

第七节

茯苓不管怎么用，都能祛脾湿

> 一患者来看病，主述小便不利，双腿肿胀，肚腹胀满不适。一番诊断过后，我发现她脾湿严重，健脾化湿是缓解她这些不适症状的关键，于是给她开了由茯苓为主的药方。服用一个疗程之后，她的症状得到了明显的改善。

🏵 医师解惑

在健脾利湿的药物中，有一味是经常被中医用于临床的，可算得上是医生除湿热的"看家药"，它就是茯苓。我在给湿热患者，尤其是给湿重于热的患者开药方时，都会用到茯苓。

茯苓是中药"八珍"之一，很早就被作为药用了，清代时，茯苓更是被作为养生益寿的妙药。在慈禧太后的长寿补益药方中，茯苓的使用率最高，慈禧太后深知茯苓的养生功效，于是便命人将茯苓做成茯苓饼与大臣一起分享。而如今，茯苓饼早已成了北京的名特产，是馈赠亲朋好友的佳品。

茯苓利水渗湿、健脾安神等功效非常显著，脾虚湿重引起的水肿以及心悸失眠等症，都可以服用茯苓。现代医学研究也表明，茯苓中含有茯苓素，这种物质利水利尿的效果非常好，这也与传统中医所讲的茯苓具有利水渗湿的功能相吻合。所以，茯苓是糖尿病、肥胖症以及脾虚湿盛者不可缺少的健脾除湿药物。

茯苓的服用方法很多，可以做粥、蒸糕、煮水、煲汤等，不管怎么做，都不影响健脾除湿的效果。

实战课堂

茯苓薏米健脾饼

原料：薏米200克，茯苓20克，黑芝麻20克，红豆100克，白糖适量。

制作方法：

1.将薏米、红豆洗净、晒干，磨成粉（也可以买现成的薏米粉和红豆粉），茯苓和黑芝麻也磨成细粉；

2.将几种粉混合均匀，加白糖和适量水和成面团，然后将面团分成若干等份，填入饼模具中压紧，扣出模具成饼坯，放入铺了油纸的烤盘里，饼坯与饼坯之间要留有一定的空间；

3.烤箱170℃预热10分钟后，将烤盘放入，烤20～25分钟取出，彻底放凉后，放入密封盒保存。

营养功效：利水渗湿，健脾补中，尤其适宜湿邪困脾者食用。

上面这款饼在制作时，如果家中没有烤箱，可以在和好面团，压出模型后，上锅蒸，蒸出的形状肯定没有烤制的规则，但是不会影响健脾渗湿的功效。市场上有现成的薏米粉、茯苓粉等，可以买来直接用，自己就不用再单独磨粉了。

下面再为大家推荐一道由健脾的茯苓和益气的山药一起搭配做的

猪肚。

茯苓山药肚

原料：猪肚1只，茯苓200克，怀山药200克，黄酒、盐、酱油各适量。

制作方法：

1.将猪肚处理干净，茯苓泡发洗净，山药去皮洗净，茯苓和山药均切小块；

2.将茯苓和山药一同装入猪肚内，淋上黄酒，撒上适量盐，将肚口扎紧，放入锅中加水适量，小火慢炖4小时；

3.炖至肚酥烂后，取出猪肚，剖开，倒出茯苓、山药（冷却后烘干，研末装瓶，每天可以服用6～10克，每日服用3次），猪肚切片，蘸酱油食用即可。

营养功效：补肾益胃，健脾渗湿，平解虚热，缓降血糖。

茯苓性质平和，属于平补之品，因此不会因为黏腻伤脾胃，也不会因为燥烈伤津液，所以可以长期服用。

茯苓中含有大量的蛋白质、卵磷脂、胆碱、茯苓多糖等有效成分，可以延缓衰老，美容养颜，美白肌肤。在《红楼梦》中提到了一种茯苓霜的服用法，茯苓霜就是将茯苓碾碎为末，然后用牛奶或者沸水冲开、调匀，每天早起后吃20克左右，就可以起到美容美白的效果，重视美容的女性朋友们不妨一试。

养生金点子：踮足功

踮足功可以健养脾胃，起到排出体内水湿的作用。很简单，让脚尖着地，脚后跟抬起，能抬多高抬多高。这是因为胃部在足部的反射区是脚趾的第二趾和第三趾之间，胃经的原穴也在脚趾的关节部位。而且脾经也是从大脚趾末端开始循行的。因此胃肠功能较弱的人，不妨经常锻炼脚趾。可以踮着脚尖走路，也可以踮着脚尖站10多分钟。记住在踮脚尖时要尽可能地把脚踮得高一点儿，这样效果才会好！

第八节

陈皮理气，防湿热是个宝

> 每年的夏末秋初时节，我都会接诊不少因为消化功能减弱引起的脘腹胀满、食欲不振、不思饮食、口淡无味等症状的患者。这些患者之所以有这些共同的症状，是因为暑夏时节受湿热邪气困扰所致，而被困扰的正是脾胃。每每遇到这样的患者，我都会在药方之外，建议他们回家多用些陈皮，泡茶、煲汤、熬粥等都可以。

医师解惑

前面也提到过，夏末秋初时节，大量雨水夹杂着暑热，很容易袭击人体，尤其是脾胃，太容易受湿热邪气的困阻，因此就出现了上述这种情况，一到这时候，消化功能就出现了问题。而服用陈皮则可以解决这一问题。

陈皮本身有理气调中、燥湿化痰的功效。明代著名医药学家李时珍说："橘皮，苦能泄能燥，辛能散，温能和，其治百病，总是取其理气燥湿之功。"意思是说，橘皮，其味苦所以具有理气燥湿的作用，其味辛所以有升散的作用，而性温和缓。橘皮能治百病，就是因为它具有理气燥湿的功效，因此对于因为湿热邪气困扰脾胃出现的消化功能减弱的一系列症状，有着明显的治疗效果。

实战课堂

陈皮粥

原料：陈皮10克，大米50克。

制作方法：

1.将陈皮洗净，切细，水煎取汁，去渣；

2.大米淘净，放入锅中，加入陈皮汁及清水适量，煮为稀粥食用。

营养功效：燥湿健脾，理气化痰，适用于脾胃湿困、脘腹胀满、消化不良、食欲不振、恶心呕吐、咳嗽痰多、胸膈满闷等症状者。

做陈皮粥，也可以将陈皮研末，在粥熟要食用时，将3克左右的陈皮末放入其中，搅匀即可。

陈皮就是橘子皮，之所以叫陈皮，是因为历代医家都认为橘皮"陈久者良""年深者最妙"，其他的药物都以新为贵，唯独陈皮越陈功效越好。这是因为陈皮经过长时间储存后，可以去除燥烈的属性，降低了副作用，让陈皮变得不烈不燥，且气味更纯正浓郁。一般储存3年以上的为佳。

陈皮除了可以用来煮粥外，还可以泡水、煲汤、炖菜等。下面我们来看一道陈皮鸡的做法。

陈皮鸡

原料：鸡1只(约500克)，陈皮末15克，姜末、葱花、料酒、精盐、酱油、白糖、干红辣椒、花椒、醋、鸡精各适量。

制作方法：

1.鸡去毛及内脏等，剁成块，加葱、姜、料酒、精盐、酱油拌匀，浸渍15分钟；

2.锅置旺火上，注油烧至八成热，放入葱、姜炸至金黄色倒出，留底油少许，将干红辣椒、花椒、陈皮末、鸡块等入锅中煸炒，当辣椒黄褐色时，将料酒、酱油、白糖调在一起入锅内，再加入鸡清汤，用小火烤干，加醋、鸡精翻炒几下即可。

营养功效：健脾理气，滋补强身，适用于脾胃虚弱、气血不足等症者食用。

自己在家也可以做陈皮，只要将购买的成熟的橘子(指外皮的颜色为橘红色或橘黄色，味道以甜酸为主，切不可用未成熟而呈青绿色的橘皮，此皮为青皮，药效作用不同)，用清水浸泡冲洗5～10分钟，以洗净果皮外的残留农药，待干燥后剥开果皮，阴干。干燥后装入两层塑料袋中，放置家中的阴凉干燥处贮存3年以上再用，就是功效不错的陈皮了。

养生金点子：推腹

推腹不仅可以加速血液循环，将体内三浊——废水、废气、大便快速排出体外，还强健了脾胃。推腹也很简单：平躺于床上，先用双手握拳（用掌跟也可以），从心窝下腹部正中的任脉开始往下推，然后沿着胃经、脾经、胆经等经络区域依次推，在推的过程中力度要适中，同时要感觉腹部有无异样，如此循环往复推上10～20个来回，期间可能会感觉到腹部表皮某个区域疼痛，或酸，或麻，或有水声，这些表浅的问题很快就暴露出，并随着推渐渐地发散，移动，前进，最后消失。

第九节

荠菜健脾祛湿，还清肝

一次一位女性患者找到我，说吃过东西之后不消化，但又有腹泻的问题，而且身上有明显的肿胀，怀疑自己是不是肾出了问题。诊断过之后，我告诉她，是脾胃的问题，不是肾的问题。这种肿胀是因为体内的湿热邪气大的原因，而且消化不佳以及腹泻问题，都是因为脾胃湿热重出现的一些症状，只要祛除脾胃的湿热即可。当时正值3月末4月初，正是采挖绿油油的荠菜的时候，于是在给她开完药后又告诉她，如果可以的话，多采挖一些荠菜回家食用。

医师解惑

荠菜是民间最常见的药食同源野菜之一，味道清香，剁成馅做饺子或包子等，味道非常诱人。荠菜不仅好吃，营养价值也高，而且药用价值还非常值得重视，尤其是和脾、利水消肿以及清肝明目方面所发挥的功效，同时又是治疗湿热泄泻的良好食疗选择。

《广西中药志》就记载荠菜能"健胃消食，化积滞"，《河西地方志》也记载荠菜能"荡涤肠胃，健脾胃""化积滞""涤荡肠胃"，都是帮助肠胃消化的意思，以促进脾胃的消化功能正常。肠胃内有积滞，就会生湿生热，为湿热提供机会，荠菜就起到了防治湿热、护养脾胃的作用。

🏵 实战课堂

荠菜茅根脊骨汤

原料：荠菜（鲜品）60克，白茅根（鲜品）30克，猪脊骨400克，生姜、盐各适量。

制作方法：

1.将荠菜、白茅根洗净，切段，猪脊骨洗净，生姜切片；

2.将处理好的各原料以及生姜片一同放入砂锅，加适量清水，大火煮沸后，转小火熬煮2小时左右，加盐调味即可。

营养功效：清热利湿，健脾益胃。

白茅根也是不错的清热利湿的药物，尤其是可以清肺、胃部的热邪，与荠菜一起更加强了清利湿热的效果。

荠菜因为擅长利水消肿，因此水肿、小便短赤的人，可以用荠菜煎汤当茶饮用，也可以用荠菜与车前子、车前草、茯苓等一同煎煮汤水。还可以将荠菜择洗干净后煮粥，味道特别好。

荠菜的做法还不止这些，它还可以和具有利湿功效的黑豆、赤小豆等一起搭配烹饪。下面就为大家推荐一道由荠菜和这两种豆子一起熬煮的鲫鱼汤。

荠菜二豆鲫鱼汤

原料：荠菜100克，黑豆30克，赤小豆30克，白鲫鱼1条（约400克），生姜、油、盐各适量。

制作方法：

1.鲫鱼去鳞、内脏，洗净，在油锅中略煎至七分熟，放入砂锅；

2.荠菜、黑豆、赤小豆洗净，生姜切片，一同放入砂锅中，加水适量，大火煮沸后，转小火继续熬煮2小时左右，加适量盐调味即可。

营养功效：健脾，利湿，消肿，适用于水肿伴有尿少、尿赤，或伴有口渴、发热等不适的人群食用；也适合痰湿体质的人群夏季食用。

荠菜不仅可以利水消肿、健养脾胃，还可以清肝明目。唐代《名医别录》中就指出，荠菜"主利肝气，和中"，说荠菜可以清肝。现代研究也表明，荠菜含有丰富的乙酰胆碱、谷甾醇和季胺化合物，这些营养物质不仅可以降低胆固醇和甘油三酯的含量，还具有一定的降压功效，尤其是因为肝阳亢盛诱发的高血压。因此，肝阳亢盛引起的血压高、目赤涩痛患者非常适合食用荠菜，可用荠菜做成饺子、菜或汤等食用。

养生金点子：跪膝法

跪膝法可以引气血下行，使气血流注于脾胃经，因此对脾胃功能的改善大有好处。只要在地板上垫个软垫子，每天在上面跪着走20分钟，坚持2周左右就能见效。

第十节

木瓜人人爱，调和脾胃还祛湿

曾有一位患者是因为食欲减退和食后腹胀来看病的，在问及还有没有其他症状时，患者又补充说嗳气较频繁，还有恶心症状，偶尔会呕吐。听过患者的自述，又查看了患者的舌质，诊过了脉象，发现是因为脾胃消化吸收功能和运化功能失常所致，而且脾胃被湿邪困阻。因此，给患者开了健脾祛湿的药方，同时建议患者多吃些木瓜。

医师解惑

脾胃共同负责食物的消化、吸收，不过在功能上还是各有特点，胃主要负责饮食物的受纳，脾主要负责由食物中吸收的营养物质以及水湿等运化；胃气具有降浊的作用，主要将食物和其糟粕推入小肠中，脾气则升清，就是将饮食物的精华清气通过升腾让全身得以营养。两者相辅相成，谁也离不开谁，无论谁出问题，另一个都会跟着受累。脾湿，或者胃热，都不能正常发挥消化吸收功能。也就是说，如果脾胃调和了，消化吸收的功能就正常。

而木瓜具有调和脾胃的作用，脾胃一旦出现不和谐，木瓜则可以当它们的"调解员"，从而让它们各自都能"心平气和"地做好自己的工作。

木瓜可以化湿，能够将湿邪浊气化散，是临床上治疗风湿病的常用药。而且通过营养学研究，木瓜中含有一种酵素，能消化蛋白质，促进脾胃的消化和吸收，因此有健脾消食的功效。当人体摄入太多的肉食，会影响胃的消化功能，很可能会生成大量的湿阻遏脾胃，而木瓜酵素则可以帮助分解肉食，从而减轻了胃对肉食物的工作量，降低了湿邪的生成概率。

实战课堂

木瓜鲫鱼汤

原料：木瓜1个（约500克），鲫鱼1条，干百合20克，胡萝卜1个，党参20克，姜、葱、盐各适量。

制作方法：

1.木瓜去皮、瓤洗净，切块，鲫鱼处理干净，姜切片，葱切段，百合、党参洗净，胡萝卜洗净，去皮切块；

2.将各原料一同放入砂锅中，加入葱、姜，用文火炖煮约1.5小时，加盐调味即可。

营养功效：健脾养胃，清热利湿。

鲫鱼本身也具有健脾利水、除湿的功效，这一点我们会在下一节详细叙述。用木瓜做汤，味道特别好，不仅做鱼汤，银耳、雪梨、排骨等，都可以搭配木瓜来做。

木瓜鲜奶露

原料：木瓜500克，鲜奶1杯，椰汁半杯，糖200克，玉米粉适量。

制作方法：

1.木瓜去皮、去瓤洗净切粒；

2.锅中加水适量，加入糖烧开，然后放入木瓜粒，再加入鲜奶、椰汁，用小火慢慢煮，然后将玉米粉用水调匀，一点点加入奶露中，煮至浓稠即可。

营养功效：平肝和胃，舒筋络。

木瓜还有通乳和丰胸的效果，而要想达到这两种效果都离不开健脾的作用，因为脾负责气血的生化，乳汁其实就是由血化成的；且脾主肌肉，乳房是由肌肉组织组成的，年轻的女子脾气充足，肌肉坚实，所以胸部可以傲人挺立，但年长后，脾气开始虚弱，胸部就会塌陷、下垂。由此也可以看出木瓜健脾的作用。

不过，木瓜中有机酸含量较高，凡小便淋涩疼痛以及胃酸过多的溃疡病患者，最好不要吃木瓜。

养生金点子：叩齿吞津

唾液其实是人体内最好的健脾胃药，可以通过叩齿吞津法咽唾液。早晨醒来不说话，静心，摒弃杂念，全身放松，口唇微闭，闭目，上下齿有节奏地互相叩击。刚开始锻炼时，可轻叩20次左右，随着锻炼的不断进展，可逐渐增加叩齿的次数和力度，一般以36次为佳。力度可根据牙齿的健康程度量力而行。此为完成1次叩齿。叩齿后，用舌在口腔内贴着上下牙床、牙面搅动，用力要柔和自然，先上后下，先内后外，搅动36次。津液逐渐增多后，分3次缓缓咽下即可。

第十一节

鲫鱼健脾除湿，餐桌上不可少的除湿美味

> 曾经接诊过一位女性患者，45岁，早上起床时总觉得眼睑水肿，手握拳无力，走路也觉得腿脚无力，按压肌肉有明显的凹陷，整个白天也觉身重如裹，神疲倦怠，嗜睡，喉咙有痰，偶尔还有恶心呕吐症状。我给她做过诊断后，发现她属于典型的脾虚症状，体内湿邪严重，且有肝热，只是湿的症状要远重于热。于是我给她开了药方，同时又特别叮嘱她回家多喝些鲫鱼汤。

❀ 医师解惑

民间有"鱼生火"的说法，说吃鱼会生热化火，不过鲫鱼是个例外。《本草纲目》中就记载说："诸鱼属火，唯鲫鱼属土，故能养胃。"说所有的鱼类都具有火性，唯独鲫鱼属土性，土性对应脾，因此吃鲫鱼有养脾胃的功效。

鲫鱼的肉质细嫩，肉味特别鲜美，营养还非常全面，脂肪含量少，而蛋白质含量多，非常容易被消化吸收，是民间常用的补虚食品。而且历代中医都认为，鲫鱼属于健脾开胃、利水消肿的佳品，脾胃虚弱以及少食乏力的人，都非常适合吃鲫鱼。脾胃功能强健了，运化水湿的功效也就加强了，除湿的效果自然也就达到了。

实战课堂

鲫鱼汤

原料：白鲫鱼2条，砂仁、陈皮各3克，生姜、香菜、葱、盐、油各适量。

制作方法：

1.将鲫鱼处理干净，生姜切片，葱切段，香菜洗净，切末备用；

2.锅中加油烧热，放入鲫鱼煎至两面泛黄，加入开水，用大火煲汤，煮成白色乳状时，加入砂仁、陈皮以及生姜和葱段，继续煮沸3分钟左右，加入盐和香菜即可。

营养功效：补脾胃，除湿热。

自古以来，我国就有"冬鲫夏鲇"的说法，说冬季更适宜吃鲫鱼，而夏天要吃鲇鱼。当然，这并不是绝对的，对健脾除湿来说，什么时候吃都没有关系，只是冬季里因为气温降低，令鲫鱼肉味更为鲜美，肉质也更为细嫩，但养生效果还是一样的。

人们日常吃鲫鱼，除了单独做鲫鱼汤以外，红烧鲫鱼或者鲫鱼豆腐汤也是最为常见的两种吃法。下面我们就来看看红烧鲫鱼的做法。

红烧鲫鱼

原料：鲫鱼2条，花生油、花椒、干辣椒、葱、姜、盐、味精、酱油、料酒、醋、糖各适量。

制作方法：

1.先将鲫鱼处理干净，姜切丝，葱切花；

2.锅中加油烧热，将鲫鱼煎至两面金黄，盛出；

3.锅里再放少许油，油热后放入干辣椒煸炒，再放入花椒、姜丝、葱花炒出香味后，倒入酱油、料酒，加入水，然后把鲫鱼倒入（水浸过鱼），开锅后放入醋、糖，慢火煮至汤浓，最后加入盐、味精即可。

营养功效：温胃进食，补中益气。

很多人在做鲫鱼汤或者红烧鲫鱼时，都觉得不太好吃，有一股怪怪的味道，其实这是因为在做鱼前，没有将鲫鱼处理干净。在处理鲫鱼时，不仅要刮鳞抠鳃、剖腹去脏，同时还要去掉其咽喉齿（位于鳃后咽喉部的牙齿），做出来的鲫鱼味道怪，也正是因为咽喉齿没有去掉，因此有了一股泥味。因此，再做鲫鱼时，只要将这部分去掉，不管怎么做，味道都非常鲜美了。

养生金点子：拉筋法

拉筋法可以强健脾胃及肝肾，因为人的肝、脾、肾经都从大腿经过，因此拉筋对这三条经的拉伸和调理非常有效。在此为大家介绍卧位拉筋法：将两张安全稳妥、平坦的椅子摆放近墙边或门框处；坐在靠墙或门框的椅边上，臀部尽量移至椅边；躺下仰卧，右脚伸直倚在墙柱或门框上，左脚屈膝落地，尽量触及地面，双手举起平放在椅上，做10分钟。期间左脚亦可呈踏单车姿势摆动，有利放松髋部的关节；移动椅子至另一面，再依上述方法，左、右脚转换，再做10分钟即可。

第十一节

小米补益脾胃最养人

> 一位30多岁的患者来看病，主述大便秘结，黏滞不爽，异味特别大，臭秽难闻，小便黄赤。我见患者形体偏胖，且面部肌肤油腻，有发红的痤疮，观舌苔，舌红苔黄，且口味很大。又通过进一步诊断，发现患者重点还是脾胃湿热。在给患者开了清利湿热、健脾养胃的中药以后，我告诉患者回家后多吃些小米粥。

医师解惑

小米养人，这是大家公认的。其实小米之所以能养人，还在于它对脾胃的养护，在中医养生理论中，更是把小米列为补脾胃的佳品。如《食鉴本草》中说："粟米粥，治脾胃虚弱，呕吐不能食，渐加羸瘦，用粟米白面等分，煮粥汤而食，养胃气。"可见小米对健脾益胃、养胃气，以及对脾胃虚弱引起的呕吐、食欲不振、身体羸瘦等都有很好的调治作用。所以，有些专家称小米为"天下第一宝贵天然的补益食物"一点儿都不为过。

大家都知道，北方女性坐月子，常吃小米粥，尤其是红糖小米粥非常受欢迎，这就是因为这款粥可以健脾养胃，能够补益女人在生产时耗费的气血。所以，脾胃有湿热，多吃些小米粥，将脾胃养护好了，湿热也就自然祛除了。这也正是我建议患者多吃小米粥的原因。

实战课堂

小米山药大枣粥

原料：小米100克，山药30克，红枣5个，红糖适量。

制作方法：

1.山药洗净去皮，红枣洗净，小米淘洗干净；

2.将小米、山药和红枣一同放入锅中，加水适量，大火煮沸后，转小火熬煮成黏稠的粥，食用前调入红糖即可。

营养功效：健脾养胃，益气养血，适用于脾胃虚弱所致的泄泻及气血不足者食用。

小米因为性质平和，补益但不会上火，除虚烦但不会泄气，同时小米本身就具有利湿、安眠的作用，因此非常适合在暑夏脾胃最为虚弱时食用。

作为五谷之一，小米最常见的吃法就是煮粥或者蒸米饭。下面我们就为大家再介绍一道由小米熬煮的粥。

小米黄芪粥

原料：小米50克，黄芪15克，红糖适量。

制作方法：

1.小米淘洗干净，黄芪洗净；

2.将小米和黄芪一同放入锅中，加水适量，煮至粥熟，食用时加红糖调味即可。

营养功效：益气补血，健脾养胃。

在熬煮这款粥时，可以事先将黄芪用干净的纱布包起来，还可以将黄芪加适量水煎煮后，取黄芪药汁与小米一同熬煮成粥。

在熬小米粥时，上面会出现一层"米油"，很多人在喝小米粥时，会将这层米油撇掉，其实这层米油具有很强的滋补功效，尤其适合体虚的人服用，因此不要将它浪费掉。

此外，很多人熬出的小米粥发散，没有黏性，口感很差，这除了小米的品种原因外，多半是因为小米存放时间太长了，比如隔年的小米就没有新小米口感滑腻。因此，在购买时，尽量买新小米。

养生金点子：按摩、推脾胃经

按摩可以健养脾胃，为大家提供一下方法：

1. 双手叠加，以肚脐为中心按顺时针、逆时针方向按揉腹部各10遍。

2. 双手叠加，以一手掌心放在肚脐，微微颤动腹部1～3分钟，频率为每分钟120～180次。

3. 沿足大趾内侧缘、小腿内侧胫骨自下而上推足太阴脾经路线，每次10遍。

4. 沿足阳明胃经小腿路线自上而下推小腿前外侧，每次10分钟。

5. 点揉中脘（位于肚脐上方4指处）、内关穴（位于腕掌侧，腕横纹中央上约两拇指的距离）各1～3分钟。

第五章

湿热蒙心肺人憋屈，宣通上焦人安宁

脾胃虚弱会给湿热留下侵袭身体的机会，而湿热在体内积聚后，便会向上蒙心肺，让人感觉憋闷、不适，因此此时在清热除湿的基础上，还要宣通心肺，彻底让湿热无藏身之处。金银花、郁金、桑白皮、黄连、黄芩、苦瓜等，都是不错的清利上焦心肺湿热的药物和食物，用好了，自己在家就可以清心肺、祛湿热，让身体得以安宁舒适。

第一节

白色食物养肺，除湿热要择优

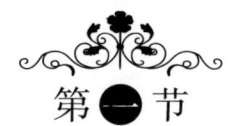

一天一位患者前来诊病，主述发热、咳嗽，有黄痰，已经有两天时间，不见好转。经过诊断，确诊患者是因为风热邪毒侵袭肺部，邪热郁结于肺部，灼伤肺，让肺的功能失常，痰热淤积于肺中，致使发热、咳痰等症状出现。在给患者开具了药方之后，我又建议患者平时可以吃些白色的食物，尤其是杏仁，不仅养肺除热，对心脏也有帮助。

❀ 医师解惑

根据中医五行理论，食物有五色，红、白、青、黄、黑，不同颜色的食物对不同的脏器有助益——红色食物养心，白色食物养肺，青（绿）色食物养肝，黄色食物养脾，黑色食物养肾。由此我们就知道了，白色食物养肺，可以防治肺部受湿热的侵袭。

白色食物有很多，比如山药、燕麦、白萝卜、百合、杏仁等。而在这些白色食物中，杏仁养肺除湿热的功效更为显著一些，因此在日常生活中，我们要适量吃些杏仁，这也是我向患者推荐杏仁的原因。

其实向患者推荐杏仁，还有另一个原因。那就是肺部湿热酿痰，常会蒙蔽心包，让心脏受害，以至于人的神志会处于迷糊的状态中。因此，在清肺的同时，还要兼具养护心脏，杏仁就具有这一功效。研究中发现，每周至少吃5次杏仁的人，心脏病或冠心病的发作危险率降低了一半，每周至少吃1次杏仁的人要比不吃杏仁的人低25%，这一保健作用的发挥，主要赖于其所含的单不饱和脂肪酸，这种物质可以降低心血管病的发生。

所以杏仁不仅是一种良好的养肺清火的药用食物，同时还可以养护心脏。

实战课堂

杏仁白肺汤

原料：猪肺400克，白菜干200克，杏仁20克，姜、葱、盐各适量。

制作方法：

1.将猪肺清理瘀血及污物，洗净后原件放入煲内；

2.白菜干洗净，切块，杏仁洗净，姜切片，葱切段，一同放入加入猪肺的汤煲中，加水适量，煲3小时左右，加盐调味即可。

营养功效：清热润肺，祛痰下火，对肺热咳嗽、气喘、肺气肿、实热性气管炎症等有效。

杏仁的吃法有很多，平时可以当作零食来吃，还可以煮过后拌凉菜食用，市面上有不少用杏仁拌制的凉菜，味道非常独特，非常受人们的欢迎。除此之外，煲汤、煮粥等，都可以。下面就为大家推荐一道由杏仁和粳米一同熬煮的杏仁粥。

杏仁粥

原料：杏仁10克，粳米50克，冰糖适量。

制作方法：

1.杏仁去皮，洗净；

2.粳米淘洗干净，与杏仁一同放入锅中，加水适量，大火煮沸后，转小火熬煮成粥，粥成后，加入冰糖继续煮至溶化即可。

营养功效：宣肺化痰，止咳平喘，适用于慢性支气管炎、肺气肿咳嗽痰多、气喘者服用。

在熬煮这款粥时，还可以先将杏仁加水煎煮后取杏仁汁，一同与粳米熬成粥即可。

杏仁有甜杏仁和苦杏仁之分，临床应用多以苦杏仁为多。不过苦杏仁具有毒性，如何用、用多少，还因人而异，因此在用时还要有专业医师的辨证和指导。

此外，杏仁具有美容养颜的作用，因为它富含油脂，食用后可以起到润泽肌肤和皮毛的作用。杨贵妃用的驻颜秘方中，多以杏仁为主药，因此爱美的女性朋友不妨多吃些杏仁，或者将杏仁研末后，调成面膜敷面，可以令面容红润悦泽、白皙匀致。

养生金点子：按摩鼻子

保养肺气可以用按摩的方法：将两手拇指外侧相互摩擦有热感后，沿鼻梁、鼻翼两侧上下按摩约60次，然后再按摩迎香穴20次，每天早晚各做1~2组，可健养肺脏，通鼻窍，对于防治湿热有辅助作用。

"银花茶"是防治上焦湿热的最好饮品

一女性患者主述头部发热,咳嗽、喘逆,痰也挺多,入睡困难,有烦热盗汗现象,小便短赤,且伴随口干口苦。在给患者诊过之后,发现她舌苔白腻,脉弦数,最终确诊她是因为上焦湿热所致的上体燥热,阴阳不调,因此才有了种种不适症状。因为患者症状较为严重,因此我给她开了药方"五味消毒饮",同时又建议她在服药之余用金银花泡茶饮用。

医师解惑

上焦主要指的是心、肺。上焦湿热多因为外感邪气后,肺部积聚的湿热邪气没有能够根除,或者因为吃了大量热量过高的肉食、油炸品等,却又少了适量的运动,让热量淤积体内,由此就致使湿热蒙于上焦,心火、肺火都有。

我让患者用金银花泡茶,因为金银花具有清热解毒、疏散风热的作用,临床上常用于呼吸道感染、流行性感冒、扁桃体发炎等症状的治疗。2003年肆虐的"非典",治疗时的中药处方中就使用了金银花,由此可见金银花的清热解毒以及清肺火的功效之强。

因为金银花苦寒,在夏季非常实用。而从中医上来说,夏季应心,心火容易大，又加上风暑湿热或者情绪躁怒等容易诱发心火及肺火大等，诱发咽痛、热伤风等病症，此时喝上一些金银花茶，就能起到良好的效果。其实这也正是应用了金银花去火、清上焦湿热的功效。

实战课堂

银花茶

原料：金银花5克，绿茶3克，冰糖适量。

制作方法：将金银花和绿茶一同放于茶杯中，加入冰糖，用沸水冲泡，加盖闷约10分钟即可饮用，饮至茶味变淡为止。

营养功效：清热解毒，用于外感发热、肺炎等症。

金银花除了可以和绿茶一同泡茶外，还可以和菊花、茉莉花、胖大海、薄荷、大黄、甘草、山楂等一同泡茶，同时还可以与食材一同做成药膳，比如可以与粳米一同熬煮成粥服用，可以起到消炎解毒的作用。下面我们就向大家推荐一道由金银花和鸡蛋做的祛湿热药膳。

金银花冲鸡蛋

原料：鸡蛋1个，金银花15克。

制作方法：

1.将鸡蛋打入碗中；

2.将金银花放入砂锅中，加水适量，煮沸5分钟后，去渣取汁，趁热冲入鸡蛋中，1次服完。

营养功效：清热解毒，适用于风热咳嗽初起时服用。

金银花祛火是个老方子，不过用它祛火的前提是"人体内有实火"，也就是人体由外界摄入了过多的热量引起的上火，比如上述我们说的因为外感邪气，或者大量食用高热量饮食等所致的上焦湿热，就属于这种情况，可以服用金银花。金银花性寒凉，最适合祛实火，但同时又因为寒凉，很容易伤脾胃，因此服用时要特别注意量，不要长期服用，且脾胃虚寒的人不能服用。有些家长习惯给孩子服用一些金银花露，平时甚至将其作为孩子的饮品，这种做法是非常不恰当的。此外，因为阴虚所致的虚火，与实火是不同的，此时服用金银花茶的话，会致使虚火更重，因此你的体质是不是适合服用此茶，还需要在医生的指导下辨证应用。

养生金点子：轻叩膻中穴

临睡前端坐椅上，两膝自然分开，双手放在大腿上，正身闭目，全身放松，意守丹田。吸气于胸中，两手握成空心拳，轻叩胸部膻中穴位置数10下，可请家人用手掌从背部脊柱两侧由下至上轻拍约10分钟，可畅快胸中之气，有健肺养肺的功效。

第二节

"化湿郁金汤"开蒙心窍，免湿热伤心

一患者来看病，坐定后向我叙述了他的病情：胸口憋闷难受、发紧，隐隐地痛，还有轻微的咳嗽，这种症状持续有一个星期的时间了。听完患者的叙述，我看了他的舌质，发现他舌苔白，脉象浮数有濡，考虑到当时正值暑夏季节，最终确诊他是因为湿热外邪侵袭心肺引起的不适症状，治疗上还需要调心肺，且祛湿除热。我给患者开了3天的药，同时又建议他在服完药后，每天喝些化湿郁金汤巩固疗效。

🌸 医师解惑

诱发胸满闷痛的原因有很多，也很复杂，很多人一出现这样的症状，就会认为是肝郁或者肺气不畅通的原因，其实心、肺被湿热邪气侵袭时，也会出现这样的症状。尤其是当患者除了这些症状以外，还伴有咳嗽、喘逆，且肺部有满堵的感觉时，就更要诊断为心肺被湿热所侵无异了。

作为一味中药，郁金具有行气止痛、清心解郁、利胆退黄等功效，临床上因为湿热引起的热病神昏、黄疸尿赤等症，都经常用郁金来治疗。

《本草汇言》在谈到郁金时，这样说："郁金，清气化痰，散瘀血

之药也。其性轻扬，能散郁滞，顺逆气，上达高巅，善行下焦，心肺肝胃气血火痰郁遏不行者最验，故治胸胃膈痛，两胁胀满，肚腹攻疼，饮食不思等证。"郁金既有"清气化痰"的功效，又有"散瘀血"的功效，还可以"散郁滞，顺逆气"，心、肺、肝、胃之气郁滞不舒时，用郁金的效果就很明显。其实，气郁不仅让人心情郁闷不舒、抑郁寡欢，还容易生热化火，为湿热奠定基础，而郁金则属于可以解郁、让人心情舒畅的药。《本草备要》也记载郁金可以"行气，解郁""凉心热，散肝郁"，因此湿热侵袭上焦，导致心肺湿热时，可以服用化湿郁金汤。

实战课堂

化湿郁金汤

原料：郁金10克，蜂蜜适量。

制作方法：将郁金冲洗干净，入砂锅中加水1000毫升，小火慢煮至500毫升时，过滤药汤，凉温后加入适量蜂蜜代茶饮用。

营养功效：除湿，除烦，除热，对热病神昏、癫痫痰闭等症有益。

上述这款郁金汤是比较简单的一种用法，在煲汤或者做菜时，也可以随手放上一些郁金，不仅丰富了口味，同时也起到了除湿清热的功效。下面我们就向大家推荐一种由郁金炒的羊肝。

郁金炒羊肝

原料：西芹50克，羊肝200克，郁金20克，食用油、水淀粉、盐、鸡精、料酒、葱姜末各适量。

制作方法：

1.羊肝洗净切片，加水淀粉、鸡精、盐腌制，西芹洗净切片，郁金洗净切片；

2.锅烧热加油，放葱姜末，爆香后倒入羊肝、西芹、郁金，翻炒几下后，倒入料酒，加适量盐，继续翻炒至熟后即可。

营养功效：利胆退黄，清心凉血，活血止痛。

中医在治疗不孕症时，多将不孕症的原因归结为肝失疏泄、体内有痰湿和胞宫中有瘀血导致，因此，经常会用到具有活血化瘀的郁金来疏导、疏散。此外，郁金具有活血的作用，气血虚弱没有瘀滞的人，以及阴虚失血的人不能服用郁金。孕妇也不能服用郁金。

养生金点子：按揉内关穴

平时如果感到心慌胸闷，睡不好，可以按揉内关穴。内关穴属手厥阴心包经，是心脏的保健要穴，能够宁心安神，理气止痛。内关穴位于前臂正中，腕横纹上2寸，在桡侧屈腕肌腱同掌长肌腱之间取穴。按揉时力度适中，以酸胀为佳，每次按揉2～3分钟就可以了。当有外界邪气侵犯心脏时，心包能替心受邪，经常按揉内关穴能起到很好的保健作用。

第四节

"桑白皮汤"清利化痰，防治肺热咳嗽

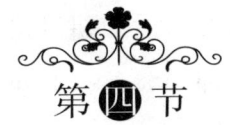

> 一位老者前来看病，说总是咳嗽，前面看过了几次西医，也吃了止咳的药，但总是反复发作。我问了这位患者一些问题，发现他咳黄痰，还有咽痛、便秘、尿赤的症状，同时伴有喘息声。看过患者的舌质，发现舌质红，苔薄黄，脉滑数。最终确诊患者是因为肺热引起的咳嗽症状。我给患者开了麻杏石甘汤，同时又叮嘱患者，在服药期间及服药结束后，还可以每天服用一剂桑白皮汤，以辅助和巩固疗效。

❀ 医师解惑

肺热咳嗽多发生在免疫力低下的儿童和老人身上，正是因为湿热侵袭肺部，致使肺部热盛，才出现了反复咳嗽、咳黄痰等症。多因感受了风热邪气，或者受了寒，寒邪化热，致使痰湿内积，郁结于肺中引起；也由于饮食上不注意，大量食用辛热厚味饮食物，致使湿热内蕴等。治疗上还需要清利湿热，清泻肺火，宣肺平喘、化痰。

桑白皮就是临床上常用的此类药物，具有利水消肿、泻肺平喘、清火的作用，对除湿清热有着显著的疗效。《名医别录》中就说桑白皮"主去肺中水气……热渴……利水道……还能补虚益气……"，肺中的水气讲的就是肺中多余的湿邪，后面讲到的几点，说的就是清热、利水等功效，同时还可以补益虚损、益气，是可补可宣、扶正祛邪的良药。

《本草纲目》中也记载桑白皮能治"肺气热盛，咳嗽而后喘"，说桑白皮可以对付肺热咳嗽。

实战课堂

桑白皮汤

原料：桑白皮10克。

制作方法：将桑白皮加水约400毫升，小火慢煮约剩200毫升时，放凉后口服即可。

营养功效：利水消肿，清泻肺火，平喘止咳。

桑白皮在用法上也有差异，一般在用于泻肺火、清利水湿的时候，生用桑白皮，如果是肺虚引起的咳嗽症状，则用蜜炙的。如何用，你是不是适合用，还需要在医生的指导下进行。

桑白皮不仅可以单独煮汤，还可以与其他食材一起烹饪美味药膳。下面就推荐一道由桑白皮和茯苓搭配烹制的猪骨汤。

桑白皮茯苓猪骨汤

原料：桑白皮20克，茯苓 20克，蜜枣3个，猪骨500克，葱、姜、鸡精、盐各适量。

制作方法：

1.猪骨斩件洗净，放入沸水中焯除泡沫捞出，用清水冲洗干净；

2.桑白皮、茯苓洗净，葱切段，姜切片，与蜜枣、猪骨一同放入汤煲中，加水适量，小火慢煲2小时左右，加盐和鸡精调味后即可。

营养功效：健脾利湿，化痰止咳，清泻肺火。

这是一道上佳的除湿清热靓汤，不仅清利了肺部的湿热，还有利于健养脾胃，从根本上除湿，一举多得。其中蜜枣不仅减少了其中的药味，还具有润肺生津、甘甜清润的功效和特点，这道汤成为老少皆宜的汤品。

桑白皮性寒，在应用时只针对肺热咳嗽，而对于肺寒咳嗽以及风寒感冒引起的咳嗽则不适用，这点还需要朋友们引起注意。

养生金点子：多开怀大笑

中医有"常笑宣肺"的说法，指的是大笑可以使肺扩张，还能够清除呼吸道中的"浊气"。人在开怀大笑时，可吸入更多的氧气，氧气随着血液行遍全身，让身体的每个细胞都充满活力，由此起到了宣肺的作用。

第五节

黄连虽苦，清心经实火很给力

一次同学聚会，遇到了多年未见的初中同学，刚一见面，连寒暄都没有，他就开始向我说他的身体情况：身体发沉，午后有明显的发热症状，出汗也不减轻。我看了看他的舌苔，发现舌苔黄腻，于是我断定他是因为心火旺盛，同时体内还有湿热现象。因为在宴会上，不方便给他开方子，就建议他回家后去药店买些黄连，然后泡茶或者做成药膳服用。

医师解惑

11～13点这个时段是心经当令，心经气血最为旺盛；13点到15点这个时段，小肠经气血最为旺盛。心与小肠相表里，午后小肠经当令时段，所表现出来的异常情况，多反映心脏的问题，因此通过这个同学午后有明显的发热症状，我判断他心火旺。又加上他的舌苔情况，判断出他体内有湿热。

向他推荐黄连，是因为黄连以清心除热为长，心火旺盛所致的烦躁不安等症，就可以通过饮用黄连茶等来得到缓解。同时黄连还是燥湿的良品，中医就多用它来治疗湿热内蕴症以及因湿热诱发的呕吐、泻痢等症。在《本草纲目》中就说黄连"大苦大寒，用之降火燥湿，中病即当止"，这也说明了黄连降火除湿的重要意义。

❀ 实战课堂

黄连茶

原料：黄连2克，竹茹3克。

制作方法：将黄连、竹茹择洗干净，放入茶杯中，冲入沸水当茶饮，直至茶味变淡为止。

营养功效：清热燥湿，泻火解毒，止呕止痢，对心火亢盛、心烦不寐等有益。

竹茹是一味清热化痰、除烦止呕的重要药材，临床常用于痰热咳嗽、惊悸失眠等症的治疗。《千金要方》中就明确讲了竹茹的作用，说它"用于湿热呕吐，可与黄连、半夏、陈皮同用"，所以在这道茶饮中，我们选择竹茹和黄连配伍，可以共同起到祛湿、祛热之内外邪的作用。

大家都知道，黄连的一大特点就是苦，特别苦，因此，在服用时，可以加入冰糖调味。下面我们再来为大家推荐一道由黄连熬煮的粳米粥。

黄连粳米粥

原料：粳米50克，黄连5克，冰糖适量。

制作方法：

1.将粳米淘洗干净，用温水浸泡半小时后，倒入锅中，再加水适量煮粥；

2.黄连去杂，洗净，烘干后研成细末，待米粥煮熟后倒入其中，搅拌均匀后，加入冰糖，继续煮至冰糖溶化即可。

营养功效：清热泻火，健脾开胃。

其实，黄连除了善于清心火外，三焦火以及其他脏腑火，都可以用黄连来清。《本草正义》中就记载黄连"上以清风火之目病，中以平肝胃之呕吐，下以通腹痛之滞下，皆燥湿清热之效也"，说黄连上可以清因肝火导致的目赤肿痛病，中可以平肝火影响的胃部不适症状引起的呕吐等症，下可以治疗因上火导致的便秘等症，而这些清火的过程也都是燥湿清热的过程。由此可知黄连的清热除湿功效。

虽然黄连清火的效果极强，可以祛湿热，但单纯用黄连这味大苦大寒的药，很容易损及体内的阳气，因此若非实火，还是尽量不用黄连。到底你的身体适不适合用此药，还要在医生的指导下辨证进行。

养生金点子：多做深呼吸

多做深呼吸对心肺都有好处：每天清晨起床先站在窗口，吸入清气、呼出浊气。吸气时，最大限度向外扩张腹部，胸部保持不动；呼气时，最大限度地向内收缩腹部，胸部保持不动。

呼吸要深长而缓慢，用鼻呼吸，每次深吸气3～5秒，屏息1秒，然后慢呼气3～5秒，屏息1秒。每次5～15分钟，每天练习1～2次。

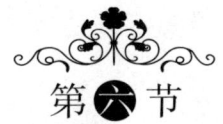

第六节

黄芩清上焦湿热，尤其擅清肺热

一位患者来看病，一进门就咳嗽不止，还不停地用手纸擦着吐出的痰，于是我随即取了些痰液，发现他的痰量较多，其色黄白相间，且粘连不清；再看他的舌苔黄而腻，这是典型的肺经湿热症状。于是给患者开了止嗽散加减药方，以利湿清热止咳，并叮嘱患者在服药期间，再辅以黄芩茶增强疗效。

医师解惑

体内原本就有湿热邪气蕴结，又加上感受外邪，很容易转为肺经湿热，因此我给患者用了利湿清热止咳的药物。上面我们提到黄连，这里又叮嘱患者用黄芩，是因为黄芩善于清利上焦的湿热，尤其是在清肺热方面效果更为突出，这一点是黄芩和黄连的区别之处。虽然两者都可以清利湿热，但是各有侧重，因此，大家在应用时还要注意这一点。

黄芩有清热燥湿、泻火解毒等功效，湿热胸满、肺热咳嗽等症，都可以用黄芩治疗。在这里我们可以用一个小故事来说明黄芩的功效。李时珍年轻时患了咳嗽，发热不退，先后吃了不少退热、润肺清心、清热化痰的药也不管用。后来作为医生的李时珍的父亲用了一味黄芩，煎了药汁给李时珍服下，热不仅很快退去了，咳嗽痰多等症也明显减轻了。

由此可以看出黄芩治肺热咳嗽等症的功效之强。一直到今天,黄芩都被临床作为此症的要药。

🌸 实战课堂

绿茶黄芩汤

原料:绿茶3克,黄芩15克,罗汉果15克,甘草3克。

制作方法:

1.将黄芩、罗汉果、甘草放入砂锅中,加清水500毫升,小火煎药至水剩一半时止;

2.把茶叶放保温杯中,倒入煎好的药汁,盖好杯盖闷泡;

3.再向药锅中加清水500毫升,如前次一样再煎一次,把药汁也倒入保温杯中泡茶,盖好杯盖,然后代茶饮,或者一日三餐后半小时各服用一次。

营养功效:清热燥湿,泻火解毒,清热止咳。

此药膳茶饮中,罗汉果具有清肺止咳、治疗咽喉肿痛的功效,与黄芩一同煎汤,清肺热的效果更好。

不过这剂药膳药物的用量较大,更适合病症较重时饮用,平时为了巩固疗效,或者病症较轻时,可以单用黄芩5克,加绿茶3克,直接用沸水冲泡当茶饮用即可。

因为上焦包括心、肺脏器,因此黄连和黄芩也经常配伍应用,制作药膳时也是一样。下面就为大家推荐一道由黄连和黄芩一同熬煮的粥。

二黄粥

原料:黄连、黄芩各5克,粳米100克,白糖适量。

制作方法：

1.将黄连、黄芩择洗干净，同放锅中，加清水适量，浸泡5～10分钟后，用小火水煎取汁；

2.粳米淘洗干净，与药汁一同熬煮成稀粥，待熟时，调入白糖，再煮一两沸即成。

营养功效：清热燥湿。

黄芩入药，主要应用的是黄芩的根，不过黄芩的茎叶也具有药用功效，可以起到镇静调压的作用。血压高经常失眠的人，在晚间睡前饮用一杯黄芩茎叶茶，就可以起到安神静心、改善睡眠质量的作用，同时还可以调节血压，是养生保健的优质茶饮之一。

养生金点子：快走

散步，特别是快走属于有氧运动，能增强肺活量。中医认为，肺主气，肺功能强了，能更好地呼出浊气，吸入清气，让人神清气爽。在每日晚餐1～2小时后，先慢走10～15分钟。然后找一环境安静、相对开阔的地方，站定后全身放松，两眼徐徐向前平视，双足迈开与肩同宽，双掌相搭掌心向上，放于肚脐下3厘米左右的位置，吸气时收腹，再缓缓呼气放松。每天练习30分钟。

第七节

苦瓜配荷叶——最完美的夏季饮品

> 每年的暑夏时节，我这里就会接诊不少心神不宁、失眠多梦、胃口不佳以及舌头上起小火疱等症的患者，小马就是其中一位。这些症状虽然不是什么大毛病，但影响到了他正常的工作和生活。像小马这类患者多是因为暑热加湿邪导致心经湿热，进而致使心火旺，在开药方之余，我都会再叮嘱患者，暑夏时节可以用苦瓜搭配荷叶做些药膳食用。

❀ 医师解惑

民间素来有"夏天吃苦，胜似进补"的说法。一来中医理论认为，夏季心经旺盛，心火容易旺，此时吃些苦味食物可以养心，就是清心火、安心神；二来苦味属阴，可以燥湿，同时还可以强阴，有疏泄的作用，可以清除体内湿热。

作为一种夏日蔬菜，苦瓜可以算得上是苦味食物中的代表了，不管是凉拌、清炒，还是煲汤，都能达到清热去火、除湿的目的。

再说说荷叶，炎炎夏日，正是荷叶长势最为茂盛的时候，其散发出来的淡淡清香让人神清气爽，因此非常适合夏天用来制作药膳。作为中医临床常用的一味中药，荷叶最重要的功效就是消暑利湿、清热解毒。脾虚湿邪重导致的泄泻等症，就可以用荷叶来治疗。《本草纲目》中就记载了荷叶"清香升散，具有消暑利湿，健脾升阳"的功效。

所以，夏日里，将苦瓜与荷叶一同搭配入膳，上焦的湿热就不会再对身体构成威胁了。

❁ 实战课堂

苦瓜荷叶茶

原料：荷叶5克，干苦瓜片10克，冰糖适量。

制作方法：将荷叶和干苦瓜片洗净后，放入砂锅，加水适量，用小火煎煮取汁，加入冰糖溶化后即可当茶饮用。

营养功效：清热利湿，清心安神。

苦瓜和荷叶可以一起配伍应用，也可以单独应用，在煎煮这道茶饮时也是一样。而且在煮茶时，还可以加入更为丰富的原料，比如枸杞子、山楂等，不仅让口味更好，还让保健的功效更强。

上面两者配伍煎煮是当茶饮，如果用新鲜的荷叶和新鲜的苦瓜，还可以一同煮汤，只要在加入适量水后，加些盐、味精、醋等调味即可，味道独特，功效不减。

下面我们再来看一道蚌肉苦瓜汤的制作方法。

蚌肉苦瓜汤

原料：苦瓜250克，蚌肉200克，荷叶10克，盐、鸡精各适量。

制作方法：

1.苦瓜洗净去瓤，切段，蚌肉洗净，切薄片；

2.锅中加水烧开，先放入荷叶，煮沸后放入苦瓜，3分钟左右，待苦瓜与荷叶八成熟时，加入盐和鸡精，捞出荷叶，放入蚌肉稍微一烫就行了。

营养功效：清热祛暑，滋阴，解毒。

除了清利湿热外，苦瓜和荷叶还都是减肥佳品。苦瓜中含有大量的高能清脂素，能够迅速清除血中的多余血脂，因此起到了降脂减肥的作用。荷叶的减肥效果也相当了得，荷叶茶第一泡的减肥功效最佳，后面的基本上都不具备减肥的功效了。不过这两种口味都不太受欢迎，在食用或者泡茶时，可以适量地加入冰糖或者蜂蜜以改善口味。

养生金点子：甘草莲子心茶防湿热

因为湿热引起的头痛、心神不宁、睡眠不佳患者，可以试试"甘草莲子心茶"：取莲子心2克，生甘草3克。将莲子心及生甘草片用开水冲洗后，放入保温杯中，用沸水冲泡，闷5分钟后，代茶频饮（此茶味苦，可依个人口味酌加冰糖调味）。

第六章
湿热犯下二便难，清利下焦人痛快

脾胃湿热久久不能祛除，就会侵袭下焦，下焦主要是肾、膀胱、大肠所在。因此，湿热侵袭下焦，常会让二便困难，不是大便黏滞不爽，就是小便滞涩难下、短少，清利下焦湿热，就可以让二便变得爽利。淡竹叶、冬瓜皮、西瓜皮、车前草、鱼腥草、金钱草、黄柏、金盏花、大黄等，都是不错的清利下焦湿热的药用食物，大家不妨将它们搭配于日常的膳食中，在享受美味时巧除湿热。

第一节

"冬西瓜皮汤"是清利下焦湿热的美食

一位37岁的女性患者找到我,说一周以来,她大便色深不爽,腥臭味非常浓,小便赤黄,每次淋漓不尽,服用了解热镇痛、抗病毒的药物,效果并不太明显。我见她舌苔腻浊满布,脉象缓滑,由此推断她体内有湿热,且属于下焦的湿热。于是我给她开了大橘皮汤加味,以温运中气、导湿下行。并且我还告诉她,回家后用冬瓜皮和西瓜皮一同熬汤服用,也可以清利下焦湿热。

医师解惑

下焦湿热,就是湿热侵及下焦大肠或膀胱等处了,以小便淋漓灼痛或便不出、大便腥臭稀溏或秘结、小腹胀痛,或者带下黄白腥臭、身热口渴、身重疲乏、舌红苔黄腻、脉濡数或滑数等为主要临床常见症状。治疗上要以清热利湿为原则。

冬瓜皮和西瓜皮平时都是要被我们扔掉的东西,而在这里,却推荐给患者用它们煮汤服用,是因为它们具有良好的清热利湿、通利二便的功效。

冬瓜皮性微寒,有利水化湿的功效,历代中医本草都记载冬瓜皮可以治疗肿胀等症，能够消热毒、利小便，其功效甚至还要强于冬瓜肉；肾炎水肿等症状，就可以用冬瓜皮煮水服用，以辅助治疗。

中医将西瓜皮称为西瓜翠衣，有着清热解暑、生津止渴、利尿除烦的作用。

因此，以后再用冬瓜肉煮汤，或者将西瓜吃完后，则要将两者的瓜皮经过处理后，也用来一起煮汤。

实战课堂

冬西瓜皮汤

原料：冬瓜皮200克，西瓜皮200克，盐、味精各适量。

制作方法：

将两种瓜皮处理干净，切成薄片，一同放入锅中，加水适量，小火慢煮1小时左右，加盐、味精调味即可。

营养功效：清热解暑，通利二便，生津止渴，除烦。

在用西瓜皮时，注意不要用里面的西瓜红瓤，可以将外面的一层皮去掉，也可以不去掉。冬瓜皮直接洗净后即可。

冬瓜皮和西瓜皮不只可以煮汤，吃法其实还有很多，凉拌、做馅等都可以。下面我们就来向大家推荐一道由这两种瓜皮一同做馅包的饺子。

双瓜饺子

原料：冬瓜皮、西瓜皮各300克，鸡蛋3个，木耳10克，香菇3朵，面粉、油、姜粉、葱末、生抽、盐、糖各适量。

制作方法：

1.将面粉加水和成软硬适中的面团，醒30分钟左右；

2.将冬瓜皮、西瓜皮分别去掉最外层的绿衣，西瓜皮上的红瓤也全部清理掉，切碎成末；

3.木耳、香菇用清水浸泡后洗净，切末，倒入双瓜末中；

4.锅中放油烧热，鸡蛋打散，倒入烧热的油锅中煎熟，捣碎，倒入双瓜皮馅中，加盐、姜粉、葱末、生抽、盐、糖，拌和均匀；

5.擀饺子皮，包入馅料，锅中加水适量，倒入包好的饺子，煮熟即可。

营养功效：清热利湿，通利二便。

西瓜皮具有润泽肌肤的作用，因为西瓜皮中含有大量的维生素A、B族维生素以及维生素C等，而这些都是可以保持肌肤健康和润泽的必需养分。冬瓜皮虽然美容护肤的效果不明显，但是冬瓜瓤和冬瓜子确实是美容养颜的佳品。《本草纲目》就认为冬瓜瓤"洗面澡身"，可以"祛黑斑，令人悦泽白皙"；冬瓜子则可以使人"悦泽好颜色"。将冬瓜子晒干后研为细末，调入牛奶、豆浆或者其他食品中，每天早晚各服用1次，每次调入5～10克，连续服用2个月以上，就可以令肌肤白泽如玉、细腻光滑，也可以起到延缓衰老的功效。

因此，下次再吃冬瓜和西瓜的时候，一定不要再将瓜皮丢弃了。

养生金点子：绿茶坐浴

泌尿系统感染外用妙方：取绿茶25克，用开水1000毫升冲泡，待茶水凉至温和时，坐浴15分钟后，用茶水洗会阴部。可以清热止痒。

淡竹叶除湿热，男女都适用

一次一个朋友来我家聊天，刚一坐定就神秘兮兮地对我说："前天吃了一顿麻辣大餐，结果下面疼。"而且几次他都说下面疼，后来我说："是不是里急后重？"他不明白什么意思，我又给他解释："觉得肚子疼，拉过肚子后疼痛就减轻了，大便不痛快，黏滞不爽，肛门还灼热疼痛。小便时也疼痛，还觉得尿不净。"听后他连连点头。于是我从家里的茶柜中取了点儿淡竹叶给他泡了茶，朋友临走前，又专门送给了他一些淡竹叶，并告诉他回家接着泡茶喝。没想到，几天后他打电话过来直呼神医。

医师解惑

朋友是因为吃麻辣饮食后导致胃肠湿热，淡竹叶茶则可以防治这种情况。

淡竹叶具有清心火除烦、泻胃火止渴、渗湿以利尿的作用，尤其是现代研究发现，淡竹叶在退热和利尿方面的功效尤其显著。因为湿热诱发的小便淋漓不尽等病症，都可以通过淡竹叶疗治。这是因为淡竹叶具有降的作用，可以引导湿热往下行，最后通过小便排出体外。

淡竹叶的清热泻火作用，不仅可以利尿通淋，还长于清心热。爱吃麻辣饮食的朋友都知道，在吃过这些饮食物后，不仅会出现小便淋涩疼痛的症状，同时还多伴有口舌生疮、心烦的症状。此时用淡竹叶泡茶饮用，不仅可以让小便舒畅，还能让口舌以及心烦的症状消失，这就是淡竹叶在除湿热时候所展现的独特之处。

实战课堂

竹叶茶

原料：淡竹叶适量。

制作方法：将淡竹叶晒干后，研制成粗末，每次取10克，用开水冲泡后饮用，可以反复加水，直到味淡为止。

营养功效：清凉解暑，利尿除烦，适用于夏季解暑热，也可以作为口腔溃疡等症的辅助治疗，还可用于内热重、口苦口渴、小便短少等症。

在这款茶饮中，还可以加入适量芦根、石斛等中药，治疗中暑、口渴明显等症效果显著。

淡竹叶的食用方法还有很多，煮粥、煎汤等都可以。下面我们就来看一道淡竹叶做的豆腐汤。

竹叶豆腐汤

原料：淡竹叶15克，豆腐150克，盐适量。

制作方法：

1.淡竹叶洗净，加水100毫升，煮25分钟，过滤取汁，备用；豆腐洗净，切为4厘米见方的块；

2.将淡竹叶药汁、豆腐块同入锅中，再加适量清水，大火烧沸，改小火煮30分钟后，加入盐即可。

营养功效：清热除湿。

男性朋友因为湿热的问题，常诱发前列腺炎等症状，于春夏时节多喝些淡竹叶茶，就可以对前列腺炎起到防治作用；此外，女性朋友因为湿热诱发的带下异常、白带色黄量多等症，也可以用淡竹叶泡茶，做成药膳服用。

不过淡竹叶和竹叶是不同的，大家要懂得区别，淡竹叶在利尿的作用上更优于竹叶，而竹叶在清心除烦的功效上要好于淡竹叶。

养生金点子：按压利尿穴

因为湿热引起的小便排解不利，可按压"利尿穴"缓解。"利尿穴"为经外穴，在腹部前正中线上，脐下2.5寸处。若找不准穴位，可双手相叠放于小腹上，轻柔的揉按也有助于尿液排出。注意用力一定要轻缓，切不可突然用大力，以免造成伤害。

车前草很常见,除热通淋不求医

> 工作当中经常会遇到因为排尿问题前来就诊的患者,其中一位刘姓患者,主述尿急、尿频,排尿时尿道疼痛,有时痛引下腹,尿色黄而浑浊,来我处时患此病已经有半年时间,用西医治疗很长时间,但是没有效果。在问诊中还得知他口腔总觉得发黏,但不想喝水。最终我为他诊断为湿热下注引起的不适症状,给他开了以车前草为主的方剂。一周之后随访,他的症状大有好转。

医师解惑

上述刘姓患者的这一病症也就是西医所说的前列腺炎,这种症状很多都是因为湿热引起的,而且他的病症也正是因为湿热所致,所以给他开了具有清热解毒、止痛利尿作用的方剂。车前草是方剂中的主药,而它也正是一味利尿清热的常用中药。

车前草擅长清热利尿、渗湿止泻等。但凡因为热淋,也就是如今西医上所说的尿道炎、膀胱炎等尿路感染引起的尿黄、尿热、尿血、尿急、尿痛等症,都可以用车前草来治疗。因湿热内蕴诱发的水肿等,也可以用车前草治疗。

其实我国历代本草对车前草的利尿解毒功效一直都有记载,《药性论》中说车前草"治尿血，能补五脏，明目，利小便，退五淋"，这也充分说明了车前草利尿清热、治疗热淋的功效。《神农本草经》也将车前草列为上品，说它"通癃闭止疼痛，利小便，除湿痹。久服轻身耐老"，癃闭指的就是小便不通，尿不出来，正是前列腺炎的一大主要症状。这里说车前草有如此功效，也表明它除湿热、利小便的作用。

实战课堂

车前叶粥

原料：车前叶50克，小米100克，葱白、食盐、味精各适量。

制作方法：

1.将车前叶洗净切碎，葱白切段，备用；

2.小米淘洗干净，入锅中加水煮粥，待熟时下车前叶、葱段和食盐，再煮10分钟，调入味精即成；晨起空腹食用，可以连续服用5～7天。

营养功效：清热，祛痰，利尿，明目，适用于小便不利、淋沥涩痛、尿血、水肿、目赤肿痛、咳嗽痰多等症。

车前草和许多中草药一样，都是药食两用之物。春天，将车前草的嫩叶采摘回来，经过简单加工，就可以凉拌或者做馅食用了，而且没有任何的毒副作用，可以放心食用。上面的这道粥膳就是用这种嫩叶制作而成的。也可以直接将车前草加水煎煮后，服用车前草水，一样可以治疗小便不通的病症。

下面再为大家推荐一道美味的养生药膳。

车前草拌鸭肠

原料：车前草300克，鸭肠200克，枸杞子、碱、盐、香油、醋、鸡精、白糖、蒜蓉各适量。

制作方法：

1.将车前草洗净去梗留嫩叶，鸭肠用盐抓揉均匀，加碱和清水拌匀，腌2小时，再用清水反复漂洗去碱味，枸杞子用温水泡5分钟；

2.锅内放入水烧开，将车前草烫至断生，捞起过冷水；

3.再次将水烧开，然后下鸭肠烫煮3分钟后起锅，过凉，沥干水分；

4.将车前草、鸭肠、枸杞子、盐、香油、醋、鸡精、白糖、蒜蓉搅拌均匀即可。

营养功效：清热除湿，利尿通便，止痛。

车前草的种子——车前子同样具有利尿通淋、渗湿止泻、清肝明目、清肺化痰等功效。对于水肿胀满、小便不利、目赤涩痛、目暗昏花、痰热咳嗽等症非常有效，尤其是因为高血压引起的这些症状，用车前子治疗效果非常显著。可以用车前子泡茶饮用，只要将适量的车前子用药袋包好后，放入砂锅中煎煮半小时，然后代茶饮用即可。

养生金点子：按揉神阙穴和会阴穴

对付湿热引起的前列腺炎以及男性尿路结石症状，按摩是保健的好方法。每晚临睡前，仰卧床上左脚伸直，左手放在神阙穴（肚脐）上，用中指、食指、无名指三指旋转按摩；同时右手三指放在会阴穴部旋转按摩，做100次，然后换手重复以上动作。

第四节

草果入膳食，祛湿促排便

> 45岁的农民杨某来我处看病，主述大便黏滞不爽有10余年的时间了。观其面色晦暗，形体较胖，语高声浊，问诊中，还发现她经常感到头晕乏力、脘腹胀满、消化不好，再观其舌，发现舌质暗红，苔白厚腻，脉象沉滑。最终认为是脾虚不化，让湿邪聚集体内形成了痰饮，困阻脾气，浊气壅塞于内，由此才出现大便黏滞不爽症状。于是给她开了燥湿化浊、醒脾理气的方药，其中用到了中药草果。在服用7剂后，症状得到明显改善，后又经过加减化裁，病症基本消失。

医师解惑

大便黏滞不爽是体内有湿邪的一个典型症状，主要是因为脾气虚弱，不能正常升扬，所以会出现头晕乏力等症；脾气不升，又会影响胃气降浊，浊气不能及时下行排出体外，积聚在胃中妨碍消化，由此就出现了脘腹胀满、消化不好以及吃东西少等症状。在给患者开具的方药中，我用到了草果，就是利用它燥湿温中、消食化积的功效。

草果作为一味中药，在临床上并不常用，却是厨房中常用的调料之一。平时炖菜、煮肉时，放上一两个草果，可以让汤呈芳香之味，还可以去油腻之气，起到开胃、促食欲的功效。

草果有着非凡的化湿浊的功效，明代吴又可在治疗瘟疫时用到的名方达原饮中，就用到了草果。当时就是为了取其芳香，以透达三焦的湿浊邪气，且疗效显著。

❀ 实战课堂

草果排骨汤

原料：排骨500克，草果5克，陈皮3克，姜、葱、醋、盐各适量。

制作方法：

1.将排骨切块，入沸水锅中焯水后过凉洗净，大葱切段，姜切片；

2.将排骨与草果、陈皮、葱段、姜片一同放入砂锅中，加水适量，倒入少量醋，大火煮沸后，转小火继续炖煮至排骨熟烂后，加盐调味即可。

营养功效：健脾开胃，促进排便。

草果因为具有特殊浓郁的香味，可以除腥气，是烹调佐料中的佳品，被人们誉为食品调味中的"五香之一"，不管是做鱼，还是炖煮排骨、肉类时，加入一些草果，会让味道更佳。下面再继续为大家介绍一道由草果作为佐料的乌鸡汤。

草果乌鸡煲

原料：乌鸡1只，草果5克，草豆蔻5克，葱、胡椒、盐各适量。

制作方法：

1.乌鸡处理干净，将草果、草豆蔻、葱洗净后装入鸡腹中，用竹签缝好切口；

2.将装好药的乌鸡放入汤煲中，加水适量，小火慢煲至熟，加盐、胡椒调味即可。

营养功效：温中养胃，补脾化湿，行气止痛，通便。

需要注意的是，草果性温，虽然可以补益脾气，温胃化积，让大便变得通畅，不过这种大便不畅主要针对湿邪更为严重的患者，如果湿热邪气都很重，或者热邪要远重于湿邪，那么就不适宜用草果。

养生金点子：多吃西葫芦

多吃西葫芦可以促进排便防湿热。每100克西葫芦中约含水分94克以上，它是低热量食物，维生素A的含量较多，其余的维生素类和矿物质类与笋瓜相近，钾、镁的比例较高；还含有较多的纤维素、半纤维素、木质素和果胶等。这些物质不能被人体消化酶水解，但可促进肠道蠕动，有利于粪便排出。

鱼腥草利用好，清热除湿可止痛

> 行医过程中，经常会遇到因为湿热下注导致睾丸痛的患者。这一病症给不少男士带来了烦恼，很多患者还不好意思看。对于初起者，我一般会给其开具"荆防败毒散"的方剂，由多种中药组成。随诊中，服用此药剂的患者，病症没有进一步发展，都得到了治愈。不过为了加强和巩固疗效，每次遇到这类患者，我都会建议他们用鱼腥草做些药膳食用。

❀ 医师解惑

从西医来看，睾丸炎是由各种致病因素引起的睾丸炎性病变，比如有细菌感染、组织充血等诱发睾丸肿胀疼痛等；而从中医的角度看，这种疼痛多是因为湿热下注诱发，表现为发热恶寒、小便赤涩难下、大便干结等症。这是因为湿热侵及肝肾，注于睾丸中，或者湿热毒邪经精道传入睾丸中，导致局部湿热火毒瘀结，导致气滞血瘀，由此引发睾丸痛。治疗上只要采用清热利湿、解毒消痈的原则，就可以消除疼痛。

鱼腥草是我国西南一带比较常见的菜，现在北方的很多市场也有鱼腥草。因为鱼腥草具有清热解毒、消痈排脓、利水通淋等功效，因此，不管是入菜、入药，对于我们身体抵抗病毒、提高免疫力、利尿等方面都有很大帮助。夏季炎热，南方更是湿热蕴蒸，这时适量食用一些鱼腥草可以很好地清湿热，也非常适合因为湿热诱发的睾丸痛等症的治疗。

🏵 实战课堂

鱼腥草拌莴笋

原料：鱼腥草50克，莴笋250克，蒜末、葱花、姜末、食盐、酱油、醋、味精、香油各适量。

制作方法：

1.将鱼腥草择去杂质老根，洗净切段，用沸水焯后捞出，加食盐搅拌腌渍待用；

2.莴笋削皮去叶，冲洗干净，切成1寸长粗丝，用盐腌渍沥水待用；

3.将莴笋丝、鱼腥草放在盘内，加入酱油、味精、醋、葱花、姜末、蒜末搅拌均匀，淋上香油即成。

营养功效：清热解毒，利湿祛痰，对小便黄少、热痛等症均有较好的疗效。

鱼腥草有一股鱼腥怪味，让很多人难以接受，这主要是因为鱼腥草中含有一种鱼腥草素的成分，鱼腥草之所以能够发挥清热解毒的功效，与这种成分不无关系。烹饪中，如果想要去除这种异味，可以将味道调重一些。不过炒熟后的鱼腥草这种味道就小多了，这是因为这种物质易被水解。

下面再为大家介绍一道利尿排淋、消肿止痛的鱼腥草粥的做法。

鱼腥草粥

原料：鱼腥草30克(鲜者加倍)，粳米100克，白糖适量。

制作方法：

1.将鱼腥草择洗干净，放入锅中，加清水适量，浸泡10分钟后，水煎取汁；

2.粳米淘洗干净，放入锅中，倒入鱼腥草药汁和适量水，一同煮至粥熟，加入白糖调味即可。

营养功效：清热解毒，消痈排脓，利尿通淋，适用于湿热淋症、水肿尿少等症。

在煮这道粥时，事先也可以不用煎煮鱼腥草，只要将它洗净切细丝，待到粥熟时加入，再放入白糖，继续煮一两沸即可。

除了湿热下注会诱发睾丸痛以外，气滞血瘀以及瘀血阻滞都有可能诱发睾丸炎，因此在治疗时，还需要在医生的指导下辨证进行。

养生金点子：采用贯众合剂

有些患者的睾丸痛是因为外伤引起的，可以采用贯众合剂起到清热解毒、活血祛瘀、理气止痛的效果。取贯众90克，川牛膝10克，云南白药1克；水煎服，每日1剂，分4次服用，每隔6小时1次，7天为1个疗程。云南白药空腹送服即可。

第六节

金钱草常用药，清热除湿能排石

> 一位远房亲戚到儿子家来住，刚来没多久，就患上了血尿症，还伴有尿频、尿急、尿痛等症。来我处经过一番检查后，发现她是因为湿热所引起的尿路结石，不过好在发现及时，结石并不大。于是我给她开了一剂单方"金钱草汤"，让她先服用两个星期，结果她的泌尿问题得到明显改善，又接着服用了一段时间，身体基本得到了恢复。

❀ 医师解惑

尿路结石是最常见的泌尿疾病之一，临床上非常多见，不少患者经过手术或者非手术治疗，暂时让结石得以去除。不过很多患者过不了多久，新的结石又出现了，令患者很痛苦。从中医的角度来讲，尿路结石属于祖国医学"血淋""砂淋"及"石淋"等范畴，历代医家将此类病归结为肾虚和下焦湿热，致使尿液受湿热的煎熬，其中的杂质就结成了沙石。

金钱草具有清热利湿、通淋排石、消肿解毒、利胆退黄等功效。在临床上常用于热淋、石淋、小便涩痛、黄疸尿赤等病症的治疗，被中医称为"排结石最好的中药"，胆结石、肾结石、膀胱结石等，都可以用金钱草来治疗。

实战课堂

金钱草汤

原料：金钱草50克。

制作方法：

将金钱草洗净后，加水约500毫升，煮沸5分钟左右即可。每天1剂，分3次温服。

营养功效：清热利尿，利胆排石，适用于膀胱炎、泌尿系结石、胆囊炎、肝炎、前列腺炎等症。

尿路结石的形成很多不仅因为体内有湿热，还可能因为有瘀血阻滞，因此，在治疗泌尿系结石时，最好利用通淋排石、活血化瘀的基本治疗法则，也就是在通淋排石的基础上，配合活血化瘀法，以提高疗效。所以，在煎煮金钱草汤的时候，也可以在其中搭配清热利湿、活血止痛的虎杖，治疗尿路结石的效果更好。

下面我们就来看一道由金钱草和虎杖一同熬煮的粥。

金钱虎杖粥

原料：新鲜金钱草50克，新鲜虎杖嫩芽30克，粳米100克，麻油、盐、味精各适量。

制作方法：

1.将金钱草、虎杖洗净，切碎；

2.粳米淘洗干净，入锅加水适量，熬煮成粥，粥将熟时，加入金钱草和虎杖，继续煮至粥熟，加盐、味精，搅匀，淋入麻油即可。每天早、晚分食。

营养功效：清热化湿，通淋排石，利胆退黄，活血通络。

虽然结石因为湿热之邪为患，但肾虚以及脾胃虚弱则是导致湿热侵袭身体的根本原因。因此，在清利湿热、排石的过程中，还应补益肾气和脾气，茯苓、白芍、泽泻、生地、阿胶、知母、枳壳等，都可以在医师的指导下，应用到日常的膳食中，做成药膳。

养生金点子：多饮水

多饮水有助于排石。因为多饮水可增加尿量，稀释尿中的结晶，使其容易排出体外。同时，即使已形成的细小尿道结石，也可及早把它从尿中冲刷出去。有学者指出，最好每天饮水2500毫升以上，维持尿色清淡。如果当地的水源含钙量较高的话，更应该注意先经软化后再饮用，最好饮用磁化水。

第七节

黄柏善清下焦湿热，止热痢

一天下午，接诊一位女性患者，说拉肚子，总觉得拉不完，肚子疼，肛门灼热，白带黄稠，小便不畅，便时疼痛。经过诊断，发现患者舌质红，苔黄腻，脉滑数，最终确诊这位患者是因为下焦湿热所致的不适症状，于是给她开了以黄柏为主药的方剂，一周后随诊，症状基本得到缓解。我建议患者继续将黄柏做成药膳，服用一段时间，以巩固疗效，控制湿热邪气。

医师解惑

痢疾拉肚子，主要分为三种，一种是寒湿性的，一种是湿热性的，一种是疫毒，也就是细菌感染。而上述这位患者的拉肚子症状，就属于典型的湿热性痢疾。因此在治疗上还要遵循除湿清热的原则。

和黄连、黄芩一样，黄柏也是一种清热燥湿、泻火解毒的中药，不过它更偏于清下焦湿热。前面说过，黄芩治上焦，清肺热专长，黄连治中焦，但以泻心火为要，而黄柏则是治下焦，是退虚热强肾的药。所以对于这种热性拉肚子、小便短黄、白带黄等病症，治疗效果非常显著，而且治泻痢时，如果再加上黄连、黄芩相配合，除湿清热的效果会更为明显。

实战课堂

黄柏薏苡仁粥

原料：黄柏10克，萆薢10克，薏苡仁20克，粳米100克，冰糖适量。

制作方法：

1.先将黄柏、萆薢入砂锅，加水适量，煎煮取汁备用；

2.薏苡仁、粳米淘洗干净，同入锅中，加水和药汁，小火慢煮至粥熟，加入冰糖，继续稍煮片刻，至冰糖溶化即可。

营养功效：清热利湿，适用于湿热下注型泻痢、小便热赤不爽、小腹及阴部胀痛、心烦少寐等症。

黄柏也是一味苦药，也正是因为苦味，因此才具备了清热燥湿的功效。不过这种苦相比黄连的苦来说，要容易接受得多，但毕竟药膳不仅是为了养生，同时也是为了饱腹，因此在制作时，还是应加入冰糖等一些甜味的东西调和这种苦味。而且这道粥膳，萆薢具有利湿去浊的功效，可以通利二便，薏苡仁更是除湿的要药，三者合在一起做药膳，清热利湿的功效就可想而知了。

黄柏绿豆汤

原料：黄柏10克，绿豆250克，白糖少许。

制作方法：

1.先将黄柏入砂锅，煎水去渣取汁；

2.绿豆洗净，加入黄柏药汁及适量水一同煮至烂熟后，加白糖，放凉后随意服用即可。

营养功效：清利湿热，泻火解毒。

绿豆具有清热解毒的功效，这点很多人也都非常清楚，在此与黄柏一同煮汤，更加强了这一功效。

不过黄柏和黄芩、黄连一样，都是大苦大寒的药物，对脾胃有很大的伤害。因此脾胃虚弱，尤其是脾胃虚寒的患者，就要忌服黄柏了。

养生金点子：生吃紫皮蒜

对于非下焦湿热引起的热痢，可以试试下面的偏方：生吃紫皮蒜。可以将蒜瓣捣碎，放点儿香油、醋和酱油调一调，然后拌面条或拌米饭吃，也可以夹在馒头中吃。但要注意，必须用紫皮蒜（也叫红皮蒜）。因为大蒜有杀毒、消炎、解毒、抗癌四大作用，患痢疾时服用可以起缓解作用。紫皮蒜气味浓，杀菌作用也强，比白皮蒜治疗痢疾的效果更好。严重的胃溃疡患者慎用此方。每次只需要3～5瓣大蒜，一天2～3次，服用3～5天即可。

第八节

金盏花茶清湿热，让二便畅通无阻

有一年利用十一黄金假期陪家人去登山旅游，途中遇到一位游客，于是跟他聊了起来。当他得知我是医生时，便将他正面临的一些痛苦讲给我听。他说他大便总是很黏，每次大便都要用很长时间，还是觉得没有便完。小便也是短少，可是过不了一会儿又想去厕所，这种情况让他的旅行也打了折扣。跟我聊到这些时，我们刚好路过一家超市，有不少花茶出售，其中就有金盏花，于是我建议那位游客朋友买一些泡茶饮用，或许可以解除他的痛苦。旅游结束回家后，接到了这位朋友的电话，说我的方法还真管用，自从用金盏花泡茶后，他的症状就逐渐得到了缓解，后来症状竟完全消失了。

医师解惑

金盏花又叫常春花，最早产自印度，现在我国的一些大型超市或者药店中也多有这种花出售，以作为茶饮的原料。这种花呈橘红色或金黄色，在印度当地被尊称为"圣花"。现在这种花已经很普遍了，尤其是欧洲地区的国家，金盏花茶已经是一种最为常见的花草茶了，且被作为安眠解毒的花茶饮用。

我向那位游客朋友推荐这种花茶，主要是利用它清湿热的功效。

那位朋友的症状正是体内有湿热的典型表现,尤其是下焦湿热,才导致二便异常。金盏花可以清利湿热,有利尿的作用,因此我推荐它泡茶饮用。

实战课堂

金盏花茶

原料:金盏花5克,冰糖适量。

制作方法:

将金盏花放入杯子中,加入冰糖,冲入沸水,加盖闷泡几分钟后饮用即可。

营养功效:清热利湿,清凉去火。

金盏花可以单独泡茶,也可以搭配其他花草茶一起冲泡,比如薄荷、马鞭草、玫瑰、绿茶等。而且与不同的花草茶泡,所起到的效果也不同,但是清热利湿的功效都能发挥出来。

下面我们就再来看一道由金盏花和薄荷一同沏泡的茶饮。

金盏花薄荷茶

原料:金盏花1汤匙,新鲜薄荷5枚。

制作方法:

1.将金盏花先用热水冲一下,浸泡30秒钟洗净;

2.然后将洗净的金盏花与薄荷一同放入茶壶中,冲入沸水,浸泡几分钟后即可饮用。

营养功效:清热祛湿,提神下火,稳定情绪,非常适合熬夜后早上饮用。

金盏花除了可以清湿热外，还有一个非常受女性朋友欢迎的功效，那就是美容养颜。金盏花中含有丰富的维生素，可以预防色素沉着，有美白肌肤的作用；可以增进肌肤的光泽和弹性，尤其对干燥肌肤，有显著的滋润效果，因此可以避免肌肤松弛起皱，进而起到延缓衰老的作用。同时金盏花还能够改善敏感性肤质，且有超强的伤口愈合能力，面部发炎起疱疹，用一些金盏花，就可以防止疤痕的产生。同时金盏花还可以收缩毛孔，防止毛孔变得粗大，还有除斑消暗疮的作用，让肌肤得到彻底的改善。

市面上有金盏花粉出售，这种花粉既可以食用，同时又可以做成面膜敷面，从达到美容护肤、延缓衰老的作用。

养生金点子：保持室内空气流通

所处环境太湿会影响二便的爽利，因此要保持室内空气流通。房间内的湿气如果很重，建议多保持空气流通，让空气带走湿气。地板湿了，立即拖干，免得湿气滞留。如果外界湿气也很重，可以打开风扇、空调，借助这些电器保持空气的流通。

第九节

大黄妙用，清热利下很强大

一次一位患者找到我，一见面就用哀求的语气跟我说："大夫，帮帮我吧，我腹痛难受，胀得厉害，可又便不出来。"问诊中，又得知患者大便秘结，且不想喝水，胃肠实热重，有大量积滞。进一步检查后，发现患者体内有湿热，不过热要比湿更重一些，于是我给患者开了以大黄为主药的方剂，让患者回家先喝上三天看看。随诊中，患者再服用一天后，大便就比较通畅了，三天后，腹痛腹胀等症状已经完全消失了。

医师解惑

上述患者虽然体内有湿，但热的症状更为明显，且为实热，大黄是一剂清热泻下通便的良药，药效非常峻猛，用于这种体内有实热的患者恰到好处。

很多人会将具有泻下作用的大黄当成一种耗伤元气的药，但不少中医养生者却将它作为一剂补药。中医上有"以通为补"的理论，有道是"欲得长生，肠中常清，若要不死，肠中无滓"，肠胃中没有积滞，这是延年益寿的养生之本。现在人们的生活水平提升了，平时大鱼大肉、醇酒佳肴数不胜数，以往过年都无法享受到的美食，如今每天都能吃到。不过在尽情享受美味的同时，也让身体承受得更多了，湿热病邪很大程度上就是由此产生的，而因此所致的大便不通畅就成了常事。大黄能起到"通"的作用，可以将体内的湿热、积滞等及时排出体外，还身体清爽、健康，由此也就起到了补的作用。

实战课堂

大黄粥

原料：大黄10克，粳米100克。

制作方法：

1.将大黄择净，放入锅中，加清水适量，浸泡5~10分钟后，水煎取汁备用；

2.粳米淘净，加清水适量煮粥，待熟时，调入大黄药汁，再煮一两沸即成。

营养功效：泻下通便，清热解毒，活血化瘀，清泻湿热，适用于热毒炽盛、热结便秘、跌打损伤、症瘕积聚、湿热黄疸、小便淋涩等症。

在煮这道粥时，与前面的一些药膳一样，还可以将大黄研为细末后，每次取2~3克拌于粥中直接服食。每日1剂即可。

大黄茶

原料：大黄15克。

制作方法：

大黄洗净后，用开水冲泡代茶饮，每日1剂。

营养功效：清热解毒，泻下通便，清泻湿热，对发热、恶心呕吐、食欲不振等有效果。

不仅延年益寿，不少女性朋友在美容养颜方面，也要多重视对大黄的运用。因为很多容颜和肌肤问题，都是因为胃肠中有积滞，导致毒素大量积聚于体内所致。而大黄可以除积滞、泻下通便，能及时将毒素排出体外，就不会再对肌肤、容颜等造成威胁了；同时还能起到减肥的效果，这源于大黄对胃肠积滞的消除作用。

大黄可以长期服食，但要适量，每天服食1～2克即可，但是这仅限于体内有湿热和实热的朋友，如果体内有虚热，或者身体本虚寒，那就不要服用苦寒泻下的大黄了。

养生金点子：鱼腥草蒸猪大肠

用鱼腥草蒸猪大肠可以起到防治湿热便秘的作用：取鲜鱼腥草150克、猪大肠200克，将鱼腥草塞入猪大肠内，用线系紧，加入盐适量，隔水蒸熟。适用于肠燥便秘、热结腹痛等症。

第七章
湿热容易侵肝胆，养好肝胆病不找

　　肝胆因为和脾胃直接相关，在中医五行中，肝属木，脾属土，肝木会乘克脾土，肝气郁滞会导致脾胃不和，对食物的消化吸收能力下降，进而除湿的作用也下降。而且胆汁又是助益消化的一部分，因此肝胆也是湿热经常侵犯的脏腑。养好了肝胆，让肝气舒畅不郁滞，也是防范湿热、祛病疗疾的一部分。

第一节

玉米须别扔掉，需要时有大用

> 曾接诊过一位患者，说到医院经过了仪器检查，血脂偏高，来这里就是想要看看中医有没有根治高血脂的办法。在问及他有没有其他症状时，他说常感到肚子胀，胃口不太好，有时候还犯恶心，身体困重。我见他肌肤及眼睑有黄色斑，舌苔也黄腻，还得知他尿量少，黄色，便秘，还有头晕头涨的症状。最终确诊他是因为体内有湿热导致的血脂升高，而且属于肝胆湿热，治疗上还需要清利湿热。于是给他开了药方，同时建议他平时可以用玉米须泡水喝。

医师解惑

高脂血症有很多原因诱发，肝胆湿热就是其中原因之一，除了上面患者出现的症状以外，一般还伴有口干烦渴、发热以及时有心悸、水肿等症出现。

对爱吃玉米的人来说，玉米须一点儿也不陌生，每次剥玉米叶的时候，都会看到丝丝缕缕如粗线一般的玉米须。很多时候，玉米须会被丢弃，其实，如果用它煮来泡水，口感很好，味道甜丝丝的，还可以起到养生保健的功效。尤其是在对付肝胆湿热诱发的血脂升高这点上，效果很明显。这也要归功于玉米须清湿热、利肝胆、利尿消肿的功效。还经常将它作为降血压、降血糖的保健药物。

🌸 实战课堂

薏苡仁玉米须粥

原料：薏苡仁50克，粳米50克，鲜玉米须15克，白茅根15克。

制作方法：

1.先将白茅根、玉米须洗净后，入锅加水适量煎煮30分钟后，去渣留汁；

2.薏苡仁和粳米洗净，加入上述药汁中，再加水适量，煮至米软粥熟即可。

营养功效：清热除湿，利尿消肿。

将玉米须作为养生保健品，除了可以煮粥外，用法还有很多，可以将其直接煮汤做茶饮用，也可以搭配荷叶、山楂、白茅根、石斛等一起煮汤，还可以用来煮鸡蛋等。下面再为大家推荐一道由玉米须和金钱草一起制作的瘦肉汤。

金钱草玉米须瘦肉汤

原料：金钱草50克（鲜品加倍），玉米须10克，鸡内金10克，瘦肉300克，蜜枣2粒，盐适量。

制作方法：

1.金钱草、玉米须、鸡内金稍加清洗，沥干水备用；

2.瘦肉洗净，切块，加入瓦煲中，加入上述药材、蜜枣，小火煲1小时左右，加入食盐调味即可。

营养功效：利水通淋，清热解毒，利湿排石。

玉米须因为取材方便，又加上价格低廉，还不存在任何毒副作用，因此可以作为清热除湿、降血脂等的常备保健品。所以，如果方便，在秋季收获玉米的季节里，可以多收集一些玉米须，将其晾干后储存，用时取干品煎汤或者做药膳都可以。

养生金点子：按摩曲泉穴

曲泉穴是肝经上的穴位，刺激此穴可以调经止带、清利湿热、通调下焦。此穴位于人体膝内侧，屈膝，当膝关节内侧横纹上方凹陷中。平日可多加按摩，按摩时屈膝，用拇指按住此穴，用些力，每穴按揉3分钟，重复按摩。还可以采用艾灸此穴的方法：将艾条的一端点燃，对准曲泉穴，距皮肤3厘米左右，进行熏烤。使局部有温热感而无灼痛为宜，每穴灸15分钟，至皮肤红晕为度。

芹菜祛湿热，护肝胆除口苦的良药

> 一朋友平时特别爱生气，每次生气后，他总愿意来找我坐会儿，聊会儿天，不过每次过来时，他都不敢靠近我，只是远远地坐着跟我说话。起初我没在意，几次之后才发现，他是因为口中有异味才故意离我很远的，并且还有明显的口苦问题。我让他回家时候买些芹菜吃，连着多吃几天，不管熬粥，还是做菜，清炒、凉拌等都可以。就这样，他口腔异味的毛病很快没有了。

❀ 医师解惑

爱生气的人，或者与人吵完架后，大家都会有种体会：胸憋闷得厉害，不想吃饭，就算是硬逼着自己吃下东西，消化也不好。这是因为生气会影响肝的疏泄功能，导致肝气郁滞。中医五行中，肝木会乘克脾土，肝气不舒，脾胃的气机升降功能也跟着失常，由此就生湿生热了。其实，即便肝木还克不到脾土，肝郁久了，同样会生热化火，进而给湿热创造了机会。肝胆湿热，反应在外的一个明显的特征就是口苦、口中有异味。因此我确诊朋友是肝胆湿热。

而芹菜这种非常大众化的蔬菜，具有平肝和胃、清热利湿、祛风的功效，对清肝火、去胃火的效果很明显。《卫生通讯》中就有对芹菜的记载，说它可以"清胃涤热"，说吃芹菜可以去胃热。平肝清热这一点，也很好理解。很多人应该都知道，芹菜可以降血压，不少血压高的朋友都习惯将芹菜榨汁后当饮料饮用，为的就是降压。而芹菜能够降的这种血压正是因为肝阳上亢或者肝肾阴虚诱发的高血压。

因此肝胆有湿热的朋友，平时多吃些芹菜，不仅可以清湿热，还可以去除由此生出的一些不适症状。

实战课堂

芹菜粥

原料：新鲜芹菜60克，粳米100克，盐适量。

制作方法：

1.将芹菜洗净切碎，备用；

2.粳米淘洗干净，倒入锅中，加水适量，煮沸后，加入芹菜，小火慢熬成粥，粥成后加入适量盐调味即可。

营养功效：清热平肝，固肾利尿，适用于高血压、糖尿病患者以及口气重的人食用。

作为一种大众蔬菜，芹菜不像中草药一样效果来得那么快，发挥作用还是比较和缓的，即便它可以清肝胆湿热，也需要多食用几天之后才能见分晓。不过它没有任何禁忌，只要没有吃腻，变着样儿地吃，连续吃几天一点儿问题也没有。

下面我们就来看一道清脆爽口，同时清肝祛湿热的功效又不减的凉拌芹菜做法。

凉拌芹菜

原料：芹菜250克，蒸鱼豉油、杏仁油、鸡粉、盐各适量。

制作方法：

1.将芹菜清洗干净，撕掉老筋，切成小段，放入开水锅中加一小勺盐及少量的杏仁油煮开，捞出，浸入冰水中浸泡；

2.将蒸鱼豉油与杏仁油、鸡粉加适量凉开水兑成芡汁，蒸或倒入锅中煮开，用芹菜蘸芡汁食用即可。

营养功效：清肝去热，清肠和胃，除湿通便，特别适合口干、口苦、口臭、大便秘结者食用。

需要注意的是，有口气，不一定都是因为肝胆湿热引起的。肝硬化晚期病人，呼吸时会有一种类似烂苹果的怪气味，多是因为体内酮体过多，引起酮中毒了。通常发生在早晨，尤其是不吃早餐的人会呼出很难闻的气味。因此要懂得区分，由口气重判断是不是因为肝胆湿热，还要结合其他的一些症状。

养生金点子：自我推拿

有口气的人要学会自我推拿。①揉中脘，双手掌重叠紧贴中脘穴顺、逆时针各旋转按揉2分钟；②推梁门，先将双掌重叠从右肋弓至左肋弓到脐再回到右肋弓，这样推腹2分钟，然后顺、逆时针旋转推左右梁门穴各1分钟；③揉内关，用拇指指尖贴于内关穴按揉，左右两穴交替进行，每穴1分钟；④揉足三里，两侧足三里各揉2分钟。做按揉时频率不要过快，力度以自己能承受为度。

第二节

马齿苋不难找，肝胆湿热带下靠它还女人清爽

> 不少来我处的女性患者都是因为白带异常，其中有的因为白带量多，色黄，或者黄绿如脓渣，或者赤白相兼，且黏稠，也有的就像浑浊的米泔水似的，有臭秽的气味，同时阴部还伴有瘙痒症，时不时地还有胸闷心烦、口苦咽干、小肚子疼痛等症。一般遇到这类患者时，我都会开具清热利湿的药剂，并且还会向患者推荐由马齿苋制作的药膳。

医师解惑

上面所述的症状则是典型的白带异常的表现，且属于湿热侵袭身体所致，而且主要是肝胆湿热。肝主疏泄，如果肝郁化火，侵及脾脏，致使脾湿，湿热勾结，流注肝胆，就导致了带下量多等症。所以清热利湿是治疗这种类型的白带异常的根本。

马齿苋在市场上多有出售，如果生活在农村，夏天时候，路边、田间、菜园中，经常会有成片的马齿苋生长，绿油油的非常诱人。在民间，马齿苋有"长寿菜""长命菜""天然抗生素"等美誉。

马齿苋具有清热、解毒、利湿等功效，对于热毒泻痢、热淋、赤白带下等症，均有不错的疗效。《本草正义》中就有对马齿苋可以治疗赤

白带下的记载："此症（赤白带下）多由湿热凝滞，（马齿苋）寒滑以利导之，而湿热可泄，又兼能入血破瘀，故亦治赤带。"这简单的一段话就将马齿苋治疗带下病的作用机理解释得非常清楚了。

❀ 实战课堂

马齿苋饮

材料：新鲜马齿苋适量，鸡蛋1个。

方法：将新鲜马齿苋洗净捣烂后，用纱布绞汁（50毫升左右），再将鸡蛋打开，取蛋清与马齿苋汁和匀，冲入适量沸水即可趁热服用，每日1剂，连服2周。

功效：清热解毒，利湿止带，适用于湿热型赤白带下。

这里用鸡蛋清，主要也是利用了鸡蛋清清热解毒的作用，民间也有通过喝生鸡蛋清去火的做法。

除此之外，马齿苋还有多种吃法，煮粥、凉拌、做馅、煮汤等都可以。下面我们再向大家推荐一道马齿苋药膳。

马齿苋扁豆粥

原料：马齿苋100克，白扁豆20克，粳米50克，食盐适量。

制作方法：

1.将马齿苋、白扁豆洗净，马齿苋切碎，白扁豆事先用清水浸泡2小时左右；

2.粳米淘洗干净，入锅加水适量，与白扁豆一起煮粥，待粥将成时，加入马齿苋和盐，继续煮一两沸即可。

营养功效：清热利湿，养阴止血，适用于白带量多、口干欲饮、便秘尿黄等症。

需要注意的是，带下病也较为复杂，在治疗时还需要辨证用药。此外，由于马齿苋属于寒滑之物，因此脾胃虚寒、肠滑泄泻者不宜食用。

养生金点子：按揉大敦穴

大敦穴是肝经的井穴，是肝经经气汇聚的地方，此穴经气最盛，它的性情就如同它的名字一样，敦厚，而它的功效正如它的性情一般，可以缓解焦躁易怒的情绪，进而让头脑清晰，能起到预防肝胆湿热的作用。大敦穴位于大拇指（靠第二趾一侧）甲根边缘约2毫米处，取穴时，可采用正坐或仰卧的姿势。每晚入睡前，用大拇指用力指压大敦穴，指压时配合呼吸，先强压7～8秒钟，再做深呼吸，慢慢吐气，然后再指压、再呼吸，每天如此反复10次左右。

第四节

黄花菜清湿热，疏肝和胃解抑郁

一位女性患者来看病，主述两侧胁肋胀痛，肚子胀满，不想吃饭。我见她面部皮肤和双目都发黄，且有些情绪低落，便问她工作和生活中有没有什么不顺心的事情。她先是疑惑地看了看我，不过还是告诉我了，她原本在一家外企上班，但因为领导的不信任，在半个月前辞职了。听完她的叙述，又看过她的舌苔，发现苔黄腻，脉象弦数，最终确诊她肝胆湿热，需要清肝利胆除湿热。在给她开了药剂方药后，我建议她回家多吃些黄花菜。

❀ 医师解惑

从一开始患者主诉的病情来看，是肝脾不和的症状，但是又见她皮肤和双目发黄，就知道她在肝胆方面出现了异常。肝胆异常，常跟情绪有着很大关系，由此问及看似与疾病不相关的问题。但正是因为工作上的不顺心，让情绪抑郁，肝气不舒，乘克脾土，同时生湿生热，所以才出现了一系列症状。而黄花菜就可以改善这些症状。

黄花菜则具有平肝火、清热、利湿、明目、安神的功效，因此在调理肝胆湿热的问题上，有着明显的效果。《本草纲目》就说它具有"消食，利湿热"的作用。《大明本草》则说它可以"治小便赤涩，身体烦热"，小便赤涩、身体烦热也是湿热的主要症状。所以由此也可以看出黄花菜清湿热、利肝胆的作用。肝气舒畅，脾胃就不会再受肝的欺负，也能恢复正常的消化吸收以及运化的功能了，湿热也自然祛除了。

❀ 实战课堂

黄花木耳炒肉片

原料：黄花菜（干）50克，木耳（干）30克，瘦猪肉300克，油、生抽、鸡精、香葱、生粉、盐各适量。

制作方法：

1.先用温水泡黄花菜和木耳，香葱切段，将猪肉洗净切片，用盐、生粉、鸡精和少许油拌匀腌渍片刻；

2.炒锅放油烧热，将肉片倒入，大火翻炒至七分熟时，放入黄花菜和木耳，然后再加入适量生抽和鸡精调味后，继续大火翻炒，炒至猪肉熟后，撒入香葱段拌炒均匀即可。

营养功效：平肝去火，清热除湿，舒缓情绪，减压镇静。

黄花菜还有一个名字——忘忧草。忘忧，顾名思义，就是可以让人将忧心的事情忘掉，让心情舒畅起来。比如像上面案例中提到的那位患者，因为工作的原因导致情绪不佳，最终让自己身体生病，这都是因为压力过大造成的。平时多吃些黄花菜，可以舒缓忧虑、抑郁等不良情绪，还可以减压，所以，非常适合压力大、情绪不佳的人食用。尤其对女性朋友来说，吃黄花菜还可以靓丽肌肤、美容养颜。下面我们就介绍一道由黄花菜和鲫鱼一同做的靓汤。

金针鲫鱼汤

原料：鲫鱼1条，黄花菜（干）20克，黑木耳（干）10克，油、盐、料酒、姜丝、葱花各适量。

制作方法：

1.将鱼处理干净后，热锅放油，将鱼煎至两面金黄，加入足量的水，倒入料酒和姜丝，大火煮至水开后，用勺子撇去浮沫，改中小火继续煮；

2.黑木耳和黄花菜提前用水泡发，择洗干净，待鲫鱼煮约半小时，汤汁变浓白时，加入黑木耳和黄花菜，煮开后调入适量盐，出锅前撒上葱花即可。

营养功效：和中补虚，除湿利水，增强皮肤的韧性和弹力，可使皮肤细嫩饱满、润滑柔软、皱褶减少、色斑消退，尤其适合爱美的女性朋友食用。

需要注意的是，目前市场上有新鲜的黄花菜出售，可做汤料、菜肴等。不过鲜黄花菜中含有秋水仙碱，这种物质本身虽然无毒，但经过胃肠吸收后，在体内会被氧化为二秋水仙碱，这种物质就具有较大的毒性了。因此平时要尽量食用干的黄花菜，因为干黄花菜一般都做了去毒处理。如果一定要食用鲜黄花菜，那么在食用前需要将黄花菜在开水中焯一下，随即捞起，在清水中浸泡2小时以上，然后再做汤或菜肴等。

养生金点子：按揉章门穴

按压章门穴可以强化肝功能，降低肝胆湿热的概率。用双手手指指端按压此穴位，并且做环状运动。每天2次，每次1～3分钟即可。

玫瑰花加味茶利肝胆，除湿热解尴尬

在工作当中，接诊了不少因为月经异常来就诊的女性朋友，其中一位蒋姓患者是因为月经来潮时有臭秽难闻的气味找到我的。在跟我叙述病情时她显得有些尴尬，不过通过询问其他的症状，同时又看过了患者的舌苔、脉象，最终确诊患者是因为肝胆湿热诱发的经行味臭现象。在开了一些药物后，我建议她平时多喝些玫瑰花茶，而如果想要加强此茶的清肝利胆除湿热的功效，还可以在其中加入一些其他的中草药。

医师解惑

月经是女性正常的生理现象，在行经时，经血一般呈暗红色，不凝固，一般只有点儿血腥味。上面的患者，明显是因为肝胆湿热诱发的臭秽难闻的行经。肝经气血运行不畅，致使脾虚，运化水湿的功能下降，形成湿热，下结于胞宫中，就形成难闻的经水了。

玫瑰花有理气解郁、和血散瘀等功效，肝气不舒，或者因此而导致的脾胃消化不良等症，都可以通过玫瑰花来调治。《食物本草》中就记载玫瑰花"益肝胆"。饮用玫瑰花茶，解除了肝郁，让肝气舒畅，湿热的根源消除，问题也就解决了。

不过玫瑰花主要是疏肝解郁，可以疏理肝气，在清热利湿方面效果还是差了一些，如果在玫瑰花茶中，再搭配上一些清热利湿的中草药，那么效果就不一样了。比如可以将车前子、龙胆草等搭配其中。

❀ 实战课堂

玫瑰花龙胆草茶

原料：玫瑰花5克，龙胆草5克。

制作方法：将玫瑰花和龙胆草一同放入茶杯中，冲入沸水冲泡后即可饮用。

营养功效：疏肝解郁，清热利湿。

龙胆草在清热利湿方面发挥着显著的疗效，这一点在后面我们会有详细、具体的介绍。玫瑰花与它配伍，不仅理了肝气，同时也清了湿热。

经期喝玫瑰花茶不仅可以改善经行味臭症状，还可以预防抑郁，改善不良情绪，同时还能还女性朋友一个好颜色，因为玫瑰花能有效地清除自由基，消除色素沉着，令人焕发青春活力。不过需要注意的是，不要将玫瑰花与绿茶泡在一起，因为绿茶中含有大量鞣酸，鞣酸会影响玫瑰花舒肝解郁的功效。此外，因玫瑰花活血散瘀，故月经量过多的朋友经期最好不要饮用玫瑰花茶。

下面再为女性朋友们推荐一道由玫瑰花制成的药膳。

玫瑰花薏米粥

原料：玫瑰花5朵，薏米30克，粳米100克，白糖适量。

制作方法：

1.玫瑰花洗净，薏米洗净，事先泡3小时左右；

2.粳米淘洗干净，与玫瑰花、薏米（连同浸泡过的水）一同放入锅中，再加水适量，熬煮成粥，加白糖调味即成。

营养功效：理气行血，散瘀止痛，清热除湿，用于女性带下、痛经等症。

不过经行味臭除了肝胆湿热诱发的之外，还可能因为湿热壅毒，冲任胞宫所致；也或者在行经期间没有禁止房事，导致湿热邪气乘虚侵入所致；还可能是因为饮食劳倦伤脾，抑或是血虚所致。因此在实际调治时，还需要在医生的指导下辨证进行。

养生金点子：桑叶敷眼

中药桑叶敷眼，可以解决因为肝胆湿热诱发的眼睛不适症状，尤其适合经常盯着电子屏幕的上班族。具体方法：用霜桑叶15～20克洗净，水煎去渣，放凉后用干毛巾浸药液敷眼。一般每日多次，2～3天见效。

第六节

龙胆草清肝热，肝胆热目赤肿痛可找它

一次接诊了一位患者小王，小王从事网络编辑工作3年了，因为要长期面对电脑工作，眼睛时常出现不适，不过小王从来都没有在意过。因为双目出现了红肿疼痛的现象，还怕见光、常流泪，因此才找到我。在问诊中又得知她还有口苦且白带色黄的症状，通过舌质和脉象观察判断，得知她是因为肝胆湿热引起的眼睛不适。于是给她开了龙胆泻肝丸，同时又叮嘱她，吃完丸药后，可以用龙胆草泡茶或者做成药膳服用一段时间。

医师解惑

目赤肿痛属于多种眼部疾患中的一个急性症状，可能会有多种原因诱发，不过从中医的角度来讲，肝胆湿热是引起目赤肿痛的一大原因。

龙胆草为龙胆科多年生草本植物条叶龙胆等的根茎，味苦如胆汁，清泻肝胆实火的作用非常强，可以用来治疗湿热黄疸、湿热带下、湿疹瘙痒、目赤肿痛等症。《本草正义》就说："龙胆草清泻肝胆有余之火，使不上炎。"由此可以看出龙胆草清泻肝火的作用，且能除下焦湿热。上面提到的清湿热、去肝火的龙胆泻肝丸，就是以龙胆草为主药的。

金代医学家张元素曾说龙胆草的功用有四点，其中一点就是除湿热。由此你就能明白为什么我会让患者用龙胆草泡茶或者做药膳饮食了。

实战课堂

龙胆草清热茶

原料：龙胆草10克，菊花、槐花、绿茶各5克。

制作方法：将以上几味药草茶放入杯中，加入沸水冲泡，即可饮用。

营养功效：主治肝经实火导致的眩晕、头痛、目赤肿痛、耳鸣，以及湿热下注引起的小便涩痛、白浊、阴囊湿痒等症。菊花、槐花以及绿茶，都能起到清肝泄热的作用，与龙胆草一起搭配，更助益了龙胆草清泻肝胆的功效。

龙胆竹叶粥

原料：龙胆草10克，竹叶15克，粳米100克，冰糖适量。

制作方法：先水煎龙胆草、竹叶，过滤取汁，备用。粳米淘洗干净，加水煮粥，待粥煮至半熟后加入药汁，煮至米烂粥稠，加冰糖适量调味，代早餐服食。

营养功效：清泻肝胆，清心除烦，安神助眠。

诱发目赤肿痛的原因有很多，实际治疗中还需要遵循医生的治疗。

养生金点子：决明子泡茶

决明子具有清肝明目及润肠的养生功效，可以泡茶饮用。能改善目赤肿痛、防止视力减弱。不过需要注意的是：你要是有泄泻、畏寒肢冷等阳虚症状最好不用，因为决明子性寒。另外它还具有减肥功效。

第七节

栀子清热利湿，泻肝火除烦效果好

> 一次接诊了一位刘姓患者，一进诊室就觉得他精神不振，一副看上去没睡醒的样子。他说他每天一到半夜12点左右就醒来，一醒就是几小时，心情还特别烦躁，每次都是四五点钟了才又昏昏沉沉睡去。我见他皮肤有些黄，通过询问，得知他小便不是很顺畅，最终确诊他是因为体内有湿热，而且肝胆湿热较重。我给他开了方剂，同时叮嘱他可以用栀子做成药膳服用。

医师解惑

患者经常在半夜12点左右醒来，一连几小时都无法入睡，这提示着他肝胆有热，原因后面会提到。栀子是一味清热解毒药，可以治疗热毒证，体内有热毒起的脓包、疮疱等，脸上起的粉刺，就是体内有热毒引起的，用栀子内服，再加上外敷，就能起到消肿止痛的效果。

栀子其实跟黄连、黄芩的功效非常相似，因此也有人将它列入清热燥湿的药里，它具有利尿的作用，更多的是通过利尿将体内的湿热邪气排出体外，因为这一功效不是特别明显，因此更多人将它列入清热泻火的药中。虽然栀子除湿热的功效不是很明显，却能很好地治疗肝胆湿热引起的黄疸，以及下焦湿热引起的淋证等。所以我叮嘱刘姓患者服用一些。

实战课堂

栀子仁粥

原料：栀子仁3克，粳米50克，白糖适量。

制作方法：

1.将栀子仁择净，研为细末；

2.粳米淘洗干净，放入锅中，加清水适量煮粥，待熟时调入栀子仁、白糖，继续煮至粥熟即可；每日1剂，连续3～5天。

营养功效：清热解毒，消肿散结。

栀子如果用量大了，就会引起一些毒副作用，比如恶心、呕吐等症，因此居家用栀子养生时，一定要在医生的指导下确定好量。而且有些人用过栀子后，脾胃不舒服，这是因为栀子有苦寒的性质，伤了脾胃，如果将栀子炒过之后服用，苦寒的性质就可以降低，这种栀子也叫作焦栀子，不过它的主要作用是止血。因此到底该怎么用，一定要在医生的指导下进行。

我们说的栀子主要指的是栀子仁，但能够起药效的不仅有栀子仁，栀子花也可以清热平肝，可以简单用来泡茶饮用。下面我们就为大家介绍一下栀子花茶的泡法。

栀子花茶

原料：栀子花1朵，茶叶5克。

制作方法：将二者择净，放入茶杯中，冲入沸水适量，浸泡10～20分钟后饮服，每日1剂。

营养功效：清热平肝，适用于肝火上炎、目赤肿痛、头目眩晕、暑热心烦、小便短赤等。

栀子花还具有美容养颜的功效，在《本草纲目》中就记载，栀子花"悦颜色"，也就是美容养颜的作用，因此爱美的女性朋友，如果体内肝胆有热，且想让自己变得更美，不妨多用栀子花泡茶或者煮粥等。

养生金点子：菊花煮粥

取10～15克的菊花，与50克的粳米一同煮稀粥，可以起到清心、除烦、悦目、祛燥的功效。因为菊花可以起到清肝除烦的作用。

第八节

茵陈治黄疸，屡试不爽

曾接诊过一位患者，是因为肌肤和眼睛都发黄来找我的。当时还得知她起床后总有口苦的毛病，白带量比以往多了不少，还显黄，再经过观察她的舌质和脉象，最终确诊她是因为肝胆湿热患上了黄疸。我给她开了除湿化热的汤药方子。一周后随诊，她的病基本痊愈。当时正值茵陈发新芽的时节，于是我叮嘱她可以采挖些茵陈做药膳服用，不仅可以巩固疗效，还能防止肝胆湿热再次反复。

❀ 医师解惑

茵陈就是老百姓比较熟悉的白蒿、蒿菜，春季嫩苗刚长出来时，可以作为蔬菜食用，与米粉共同做成茵陈糕、茵陈团。俗话说："三月茵陈四月蒿，五月茵陈当柴烧。"3月茵陈的嫩苗刚好可以采回来食用，待到4月就成蒿了，不能吃了，而到了5月的茵陈只能当作柴烧了，更不能吃了。

茵陈具有清热利湿、退黄疸等功效，临床常用来主治黄疸、小便不利、湿疮瘙痒、传染性黄疸型肝炎等症。因此对于上述因为肝胆湿热诱发黄疸的患者，我就建议她服用一些茵陈，而且可以连续服用。

现代医学也将茵陈作为临床常用的利胆退黄的药，通过药理研究，认为本品煎剂及醇浸剂能促进胆汁分泌，对肝脏有保护作用，还具有降压、利尿的功效。前面我们也说过，利尿其实就是将湿热排出体外的过程。

实战课堂

蒲公英茵陈饮

原料：鲜嫩茵陈100克，新鲜蒲公英50克，白糖适量。

制作方法：将蒲公英与茵陈分别洗净后，一同放入煲中，加水适量，煎煮30分钟后，去渣留汁，加白糖适量调匀后饮服即可。

营养功效：清热解毒，利湿退黄，尤其对急性黄疸型肝炎发热者有效。

春天因为阳气生发，万物复苏，有许多野菜都可以在此时采回来食用，蒲公英也是春天采挖的野菜之一，清热解毒的功效一点儿也不亚于茵陈，而且也具有利湿的作用，只是味道相比茵陈更苦一些。两者合在一起煮汤饮，清热除湿、解毒的功效就更强了。

茵陈的吃法有很多，炒肉、煮粥、泡茶饮、凉拌，甚至做窝头等都可以。下面我们再为大家推荐一道由茵陈炒的肉丝。

茵陈蒿炒肉丝

原料：茵陈蒿嫩茎叶250克，猪肉100克，葱花、姜末、盐、料酒、味精、酱油、油各适量。

制作方法：

1.将茵陈蒿洗净，入沸水锅焯片刻，捞出挤干水分，切段，猪肉洗净切丝，料酒、精盐、味精、酱油、葱花、姜末放入碗内，搅匀成调味汁；

2.锅加油烧热，下肉丝煸炒至发白，倒入调味汁，至肉丝入味，投入茵陈蒿再炒至入味，出锅即成。

营养功效：健脾益胃，利湿退黄，适用于肝胆湿热诱发的黄疸以及脾胃不和、不欲饮食、小便不畅、大便溏泄等病症。

因为新鲜的茵陈可食用的时间就那么一段，过了时间就变成了可以当柴烧的蒿子，因此要抓住采收的最佳时机。如果你采挖方便，可以多采挖一些，回家用沸水汆烫后，攥干水分，放入冰箱冷冻室保存，随吃随取。

养生金点子：按摩期门穴

肝失疏泄致胸胁胀满窜痛，不妨试试自我按摩期门穴。期门穴为肝的募穴，位于胸部，当乳头直下，第6、第7肋骨肋间隙，前正中线旁开4寸。用缓慢轻柔的手法，手掌贴着肋骨从前向后推，两侧都要推到。

第八章

内伤外感湿热病，内外同治好得快

湿热侵犯身体，有内在原因，也有外在原因。内在原因主要是脾胃虚弱不能运化水湿所致，外在原因则是受湿热邪气或者单独的湿邪、热邪所致。在祛湿除热的过程中，如果能够做到内外同治，那么祛湿热治病疗疾的过程就会快得多。银荷藿香茶、薄荷饮、山楂陈皮汤、紫苏饮以及车前茅根饮、柴胡大黄汤等，都能发挥出不错的内外同治祛湿热的功效。

第一节
流行感冒，"银荷藿香茶"可防可治

一年夏天到乡下一位朋友家做客，刚好遇到村里很多人患了感冒，朋友的邻居也一样。听说我是大夫，邻居过来搭讪，跟我说身体发热，酸痛，头昏沉，咳嗽有黏痰，流脓鼻涕，心烦口渴，但并不想喝水，小便短还呈赤黄色。我见她舌苔黄腻，又结合她叙述的症状，分析这是典型的因为暑热湿闷诱发的感冒，在夏季经常出现。在进朋友家的时候，就发现路边有薄荷和藿香，于是就建议这位邻居可以用薄荷和藿香，搭配金银花及薏米一同煮茶饮用。邻居听完照做，仅用了一剂症状就得到了缓解，接着又用了几次，症状全部消失了。为此整个村子患病的人都开始用这剂方子。

医师解惑

中医在治病时非常注重辨证，感冒也是一样，有风寒、风热感冒，还有暑热感冒，就是上面我们提到的感冒。这种感冒不具备传染性，如果说流行的话，只能是当时的环境所致，一些人扛不住暑湿，所以才同时患上感冒，而且症状相似。

我推荐给村人的药方中，金银花是清热解毒除湿，藿香、薏米健脾除湿，这些在前面我们都具体向大家介绍过。薄荷清热解毒，在后面的章节中我们也会具体介绍，在此不再多说。这几种药搭配在一起，完全可以将因为暑湿导致的感冒控制住，同时还能防治因为暑湿所致的其他不适症状，比如食欲不振、脘腹胀闷等症。

实战课堂

银荷藿香茶

原料：金银花10克，薄荷25克，藿香15克，炒薏苡仁20克，冰糖适量。

制作方法：

1.将金银花、薄荷、藿香清洗干净，沥水；

2.砂锅中加水适量，加入炒薏苡仁，用大火煮沸后，加金银花煮30分钟，最后再加入薄荷和藿香，略烫煮后倒出（不用去渣），代茶饮用。

营养功效：清热解毒，祛痰止咳，防治流感。

如果取材方便的话，在这道茶饮中，还可以加入甘草，用15克即可，对控制感冒效果更好。金银花对付热性感冒的功效非常显著，在这道茶饮中，清热的作用也最为明显。下面我们就为大家再介绍一道由金银花熬煮的粥，对控制风热感冒及暑热感冒的效果也很好。

金银花粥

原料：金银花15克，粳米100克，白糖适量。

制作方法：

1.将金银花择洗干净，放入锅中，加清水适量，浸泡5～10分钟后，水煎取汁；

2.粳米淘洗干净，与金银花药汁一同熬煮成粥，待粥将熟时调入白糖，再煮一两沸即成；每日1～2剂，连续服用3～5天。

营养功效：清热解毒，适用于风热感冒、温热病、疮疡疖肿、热毒血痢等。

银荷藿香茶饮虽然可以防治感冒，但它针对暑热感冒效果最好，对风热感冒也能起到一定的疗效，但不是很明显；而因为风寒引起的感冒，就完全不能用这剂药方，因为这剂药方中的药都是苦寒性的，风寒感冒服用后，会加重病情。因此，在服用时一定要辨清症状，在医生的指导下对症服用。

养生金点子：艾灸关元穴

灸关元穴可以培元固本、补益下焦、强健脾肾，让人抵抗力加强，恢复精气神。关元穴是脾经、肝经、肾经与任脉的交会穴，位于脐下3寸，腹中线上。采用温和灸的方法，就是将艾条距离穴位1厘米处进行艾灸，且最好在夏秋之交时，隔日灸1次，每月灸10次。其他时间均不灸。

第二节

扁桃体炎喝"薄荷饮"不难受

> 一天刚一上班就接诊了一位6岁的小男孩,他在母亲的带领下来我处就诊。孩子起病较急,高热达到了39.5℃,精神不佳,昏昏沉沉,其母亲叙说孩子一整夜睡眠都不踏实,刚睡着就被惊醒。经过诊断,发现孩子咽痛、咳嗽、苔黄,最终确定孩子患上了急性乳蛾,就是西医临床上的扁桃体炎,而且是因为风热外袭诱发所致。治疗时还需要疏风清热、消肿利咽,我给孩子开了药,在叮嘱他母亲按时给孩子服药的同时,我又告诉他可以给孩子喝一些薄荷饮。

医师解惑

中医认为,扁桃体炎的发生主要源于几方面:胃火炽盛、风热外袭、肺肾阴虚等症,而上述的小患者就是因为风热外袭所致的病症。在给孩子开具药方之外,之所以会让他的母亲给他喝一些薄荷饮,就是因为薄荷具有疏风清热、消肿利咽的功效。

薄荷是常用的中药,幼嫩茎尖可以作为蔬菜食用,全草都可以入药。而薄荷中能够起到清热消肿等作用的部分,还在于薄荷的特殊香味,这种香味可以起到镇静紧张情绪、提神解郁、疏散风热等功效,所以对风热侵袭诱发的扁桃体炎是有治疗功效的。除此之外,薄荷还可以止痛，喉痛、头痛、目赤肿痛等，都可以用薄荷缓解和治疗。

实战课堂

薄荷饮

原料：薄荷3克，甘草3克，白砂糖适量。

制作方法：

1.先将薄荷叶和甘草放入清水中洗净，沥干水；

2.把薄荷和甘草同放入砂锅内，加水适量，煮沸，10分钟后，过滤去渣留汤，加入白砂糖即可。

营养功效：疏风散热，清咽利喉。

我们提供的薄荷饮原料中，薄荷用的是干品，如果是新鲜的薄荷，在煮水时时间不能长，基本上2～3分钟即可，时间长了，薄荷的芳香会耗散，如此一来就会影响薄荷的药效。而且薄荷因为具有醒脑清神的功效，一次用量不可太大，否则会导致失眠症状的发生。

除了煮茶饮，薄荷还可以熬粥、做汤等。下面就为各位朋友推荐一道薄荷豆腐汤。

薄荷豆腐汤

原料：鲜薄荷叶50克，豆腐200克，瘦肉50克，葱段、姜片、盐各适量。

制作方法：

1.薄荷洗净，豆腐冲水切块，瘦肉洗净切片；

2.将豆腐、瘦肉、葱段、姜片一同放入汤煲中，加水适量，大火煮沸后，转小火煲1小时左右，加盐和薄荷继续煮2分钟后即可。

营养功效：疏风散热，可以治疗因为风热感冒引起的鼻塞、打喷嚏、流脓涕等症。

上面我们也提到了诱发扁桃体炎的原因有多种，不同的原因还需要不同辨证，治疗方法也不同，因此并不是所有的扁桃体炎都可以用薄荷治愈。此外，薄荷偏寒性，体内有寒以及脾胃虚寒的人要慎重服用。

养生金点子：拔罐

因肺胃有热引起的扁桃体炎，可以用拔罐的方法。取穴：大椎（在背部正中线上，第7颈椎棘突下凹陷中）、肺俞（在背部，当第3胸椎棘突下，旁开1.5寸）、曲池（在肘横纹的外侧端，屈肘时当尺泽与肱骨外上髁连线中点）、少商（在拇指末节桡侧，距指甲角0.1寸）、足三里。在医生的指导下采用刺络拔罐法：用梅花针对上述各穴进行轻叩刺，以皮肤发红或微微出血为度，之后在各穴上拔罐（少商穴除外），留罐5分钟。每日1次，3次为一个疗程。

脾胃气滞人难受，"紫苏饮"宽中和胃解烦忧

> 一次接诊了一位患者，说胃不舒服，不想吃饭，恶心想吐，排便不畅，浑身没劲儿。我见他一副精神疲惫的样子，话也不想多说，于是从旁询问着他的病因，得知他因为与爱人闹情绪，特别生气，一个多星期了，气一直没能消下去。由此我基本上清楚他为什么会觉得胃不舒服了。于是给他开了行气宽中的成药，同时又建议他回家用紫苏煮茶饮用。

医师解惑

上述患者与爱人生气所致的不想吃饭等问题，是因为肝气郁滞，导致脾胃运化功能等失常，脾既不能运化水湿，同时又不能正常将水谷清气升扬，而胃则不能将浊气下推至肠中，由此才出现了恶心想吐以及排便不畅等问题。宽中和胃、行气通便的药用食物非常利于这一症状的调理和治疗。而紫苏就是这样一种药食两用之物。

不少的乡村田间、路边都有紫苏生长，紫苏具有行气宽中、解郁止呕的功效。上述患者，因为和爱人生气所致的胃不舒服，用紫苏就可以起到宣通的作用，能够让气更为顺畅。如果在实际运用中，再配以藿香、半夏、厚朴等，行气宽中、解郁宽胸的功效会更强。

实战课堂

紫苏饮

原料：紫苏嫩叶5片，枸杞子10粒。

制作方法：

将紫苏、枸杞子洗净，放入杯中，倒入开水冲泡即可。

营养功效：行气宽中，清暑除湿，适合肢体困重、胸脘满闷、食欲不振者食用。

长期坐在电脑前工作的人们，如果每天泡上一杯紫苏饮，一股幽香扑鼻而来，就可以起到醒脑清神、缓解疲劳的功效。

紫苏的食用方法有很多，一般用嫩叶凉拌或做羹、汤，或挂糊炸食，将紫苏叶、嫩梗洗净，晾干水分后切成小段，再佐以其他调料，吃起来别有风味。紫苏叶还可用来煮粥。下面我们再为各位朋友推荐一道由紫苏和燕麦熬煮的粥。

紫苏燕麦粥

原料：紫苏20克，燕麦100克，冰糖适量。

制作方法：

1.将紫苏洗净捣烂，加适量水煮出汁液，滤掉碎渣；

2.燕麦洗净，与紫苏药汁一同放入锅中，加水适量熬煮成粥，粥熟时加入冰糖，继续煮至冰糖溶化即可。

营养功效：健脾养胃，对脾胃虚弱、便秘等病症有防治作用。

紫苏不仅茎叶可以食用，苏子也是药食两用的佳品。苏子具有降血脂、降血压的作用，还能增强学习记忆能力。喜欢腌泡菜的朋友，在菜中加些紫苏叶和紫苏子，不仅会增香泡菜的味道，还可以防止泡菜腐烂变坏。

养生金点子：艾灸太白穴

肌肉酸痛常提示体内有湿，此时艾灸脾经的太白穴即可祛湿，改善肌肉酸痛的症状。从药店买来艾条，将艾条一端点燃后，对准太白穴，并置于离皮肤3厘米高的地方，灸15～20分钟，直至皮肤微红发热为止，每天1次，直到酸痛感消失。在艾灸太白穴的同时，还可以配合按摩阴陵泉穴。

第四节

肠胃炎，"山楂陈皮汤"一饮就灵

> 小刘是一家公司的销售骨干，在维护客户关系中，总要陪客户吃饭，这不仅让小刘的饮食非常不规律，饥一顿饱一顿，更让小刘几乎每天都要面对油腻味重的饮食，久而久之，小刘的胃就招架不住了。来找我时，小刘已经有了严重的胃疼、恶心及消化不良的症状。这是典型的肠胃炎症状，我给小刘开具了方药，同时让他平时在应酬中，经常用山楂和陈皮熬汤服用。

医师解惑

肠胃炎以胃部疼痛和饱胀感为主要症状，且饭后症状会加重，空腹时则较为舒适，嗳气、恶心呕吐、食欲不振、消化不良等为主要表现。患者小刘就是长期饮食不规律且大量进食油腻味重的饮食物，因此患上了肠胃炎。

在西医上这种病症被称为肠胃炎，而在中医看来，饮食不规律、大量进食油腻食物，最容易导致脾胃虚弱、脾运化水湿的功能下降，从而让湿邪积聚，致使不适症状发生。山楂具有消食化积的作用，尤其适合消肉食，可以避免因为过食油腻食物导致的湿邪严重问题发生。而且《本草再新》中就说山楂可以"治脾虚湿热，消食磨积，利大小便"，这也表明了山楂祛湿热、消食积的功效。

陈皮在前面我们已经说过了，具有理气燥湿的功效，而且它可以行脾胃之气，能够起到健脾醒脾养脾的功效，与山楂一起煮汤饮，对付诸如类似小刘的这种肠胃病，效果就更好了。

实战课堂

山楂陈皮汤

原料：山楂20克，陈皮10克，冰糖适量。

制作方法：

将山楂、陈皮洗净后，放入锅中，加水适量，小火煮15分钟左右，加冰糖继续熬至溶化即可饮用。

营养功效：祛湿，消食健胃，健脾化痰。

因为山楂味酸，胃反酸严重者就不能再用山楂煮汤饮用了，否则会让反酸的问题加重。陈皮性温，如果脾胃湿热严重，可以将陈皮去掉，直接用山楂泡水喝，或者用单味的山楂制成其他药膳服用。下面就继续为大家推荐一款。

山楂粥

原料：山楂、粳米各50克，冰糖适量。

制作方法：

1.将山楂切片，去核，粳米淘洗干净；

2.将山楂与粳米一同放入锅中，加水适量，共煮为粥，粥将熟时加入冰糖调匀即成；每日2次，可用作早、晚餐。

营养功效：健脾和胃，消食化积，适用于食积停滞、肉食不消等症。

对于经常吃肉或油腻食物后感到饱胀的人，如果不想用山楂泡水，或者做成药膳吃，直接吃些生山楂或者山楂片，也可以起到消食的作用。超市中的山楂卷、山楂丸等，也具有一定的消食化积作用。山楂具有活血的作用，因此孕妇不能吃。

养生金点子：按揉曲池、手三里

掐压曲池、按揉手三里可以起到防治肠胃炎的作用。曲池位于肘横纹外侧端，屈肘时，位于肘横纹外侧凹陷处与拇指侧端的交接点上，左右各一。掐压方法：用双手手指指腹端掐压肘部的曲池，以有酸痛感为宜。手三里位于前臂、手肘弯曲处向前3指，在阳溪与曲池连线上，用手按就痛之处。按揉方法：用手指指腹端按揉按压手臂的手三里约2分钟。

第五节

肠伤寒，黄芩做药膳可解决

王强是我的众多患者之一，来找我时全身有不适症状，发烧、困倦、头痛、恶心、呕吐、腹泻，这些症状都存在。当时便怀疑他是肠伤寒，但为了慎重起见，我还是建议他先到西医诊室做了仪器检查，最终结果就是肠伤寒。我给他开了以黄芩为首的清热解毒的中药，以轻剂缓下为常法，又全面兼顾，权衡湿热，最终让他的病症得到了痊愈。同时又叮嘱他，药服完后，可以单独用黄芩做成药膳来巩固疗效和防治肠伤寒。

医师解惑

肠伤寒属于温病"湿温"范畴，是农历六月时多见的热性病，因感受时令湿热邪气与体内肠胃湿气交阻，酝酿发病，多表现为身热不扬、身重酸痛、胸部痞闷、面色淡黄、苔腻、脉濡等症。病势多缠绵，病程较长。

这种病在临床中经常会被误诊、漏诊，由此使治疗效果不佳，可以采取中西医结合的办法，通过西医诊断、中医中药治疗的办法，往往会让此种病症得到良好的治愈。在治疗中，以清热解毒为主，轻剂缓下为辅，同时注意兼顾祛湿热，从而达到安抚正气、祛除邪气的目的。

黄芩在前面我们具体介绍过，具有清热祛湿的功效，同时它也是治疗肠伤寒的一剂良药。《伤寒总病论》中就介绍用黄芩煮水喝具有清热止血的功效，因此我又叮嘱患者用黄芩做药膳加强疗效。

❀ 实战课堂

黄芩猪肺汤

配料：黄芩15克，苏子5克，猪肺500克，食盐、葱段、姜片、酱油、味精各适量。

制作方法：

1.将猪肺洗净，放入沸水中氽去血水，切成块备用；

2.黄芩、苏子用布包好，和猪肺、酱油、葱段、姜片一同放入砂锅中炖煮，至猪肺熟烂后，加入盐和味精调味即成。

营养功效：清热宣肺，平喘止咳。

用黄芩辅助治疗肠伤寒时，可以用5～10克的单味黄芩煮汤服用，也可以在医生的指导下，加入栀子、当归、桔梗等药物。下面再为大家介绍一道美味的黄芩药膳。

黄芩鸡蛋黄汤

原料：鸡蛋2个，黄芩10克，阿胶10克，白芍药3克。

制作方法：

1.先将黄芩、白芍药洗净后，加入适量水，浓煎去渣取汁；

2.将阿胶加入药汁中，烊化；

3.鸡蛋取蛋黄，加入上述汤汁中，搅拌均匀即可。

营养功效：清热解毒，益气补血。

肠伤寒病菌容易传染，且病菌存活期相当长，因此一旦患上此病，应积极治疗防御，以免发生大面积传染。尤其是夏秋季节，要抵御湿热，尽量预防肠伤寒的发生。

> **养生金点子：按摩大陵穴**
>
> 大陵穴位于人体手掌根，腕横纹的中点上。这个穴位在五行中属土，对应脾胃，按揉此穴可以降胃火、祛心火，提升胃动力。脾胃不和、消化不良等都可以通过按摩这个穴位来调理。

第六节

胰腺炎,"柴胡大黄汤"除湿热缓疼痛

患者王女士,来就诊时,主述上腹部有持续性的隐隐作痛,且向前胸、后背放射,还有腹胀、消化不良的症状。她的舌苔黄腻,脉象弦数,最终确诊为胰腺炎。因为肝脾不和引起的湿热所致,治疗上还需要疏肝健脾,清利湿热,于是给她用了大柴胡汤加减,用了柴胡、白芍、木香、茵陈、栀子、龙胆草、延胡索、生大黄、枳实、黄芩、制半夏、芒硝。一周后随诊,症状明显好转,又接着服用一周,症状基本控制住。为了巩固疗效,又建议患者用柴胡和大黄煮汤服用一周左右。

医师解惑

胰腺炎的发生原因有多种,其中肝脾不和导致的湿热也可诱发胰腺炎,临床表现多与上述患者一样。多数胰腺炎患者都伴有胆囊炎或胆结石,因此左右两胁也常疼痛或胀痛,一些患者还可能伴有腹泻、黄疸等症状。

胰腺炎的发生多跟暴饮暴食有关,或者发病前曾经有胆道病史,与肝气郁结也脱不了干系。腹胀、腹痛正是因为肝气失了疏泄的功能,胃气不能下降，所以诱发胀痛，同时湿热内蕴。用大柴胡汤加减，目的就是疏肝和胃、清热燥湿、活血化瘀、行气止痛。大黄前面我们已经介绍过了，具有清热利下、除湿的良好功效；而柴胡具有疏肝解郁、调理肝脾、清化湿热、行气止痛等功效。肝气疏解，肝疏泄的功能正常，胃气得以下降，恢复正常的消化功能，湿热不在，疼痛、胀痛等不适症状随之就消失了。

实战课堂

柴胡大黄汤

配料：柴胡15克，大黄15克，冰糖适量。

制作方法：

将柴胡、大黄洗净后，入砂锅煎煮取汤，加冰糖熬至溶化即可。

营养功效：疏肝解郁，行气止痛，清热除湿。

我们这里简单的一剂柴胡大黄汤，主要是为了在病症得以控制后巩固疗效，而在实际治疗胰腺炎时，正如上面为患者开具的药方，其中还要用到多种药物，用药以及剂量都较为复杂，因此大家不要将此汤剂作为治疗胰腺炎的用药。不过这样一剂汤饮还是可以发挥清湿热、缓解疼痛的作用。

因为上述患者胰腺炎的发生，和肝气郁滞有着密切的关系，因此我们就以柴胡为主，向大家推荐一道药膳，以疏肝解郁，预防胰腺炎的发生。

柴胡粥

原料：柴胡10克，粳米100克，白糖适量。

制作方法：

1.将柴胡择洗干净，放入锅中，加清水适量，水煎取汁；

2.将粳米淘洗干净，与柴胡药汁一同煮粥，待粥将熟时加入白糖，继续煮一两沸即可；每日1～2剂，可连续服用3～5天。

营养功效：和解退热，疏肝解郁，升举阳气，适用于外感发热以及肝郁气滞所致的胸胁乳房胀痛、月经不调、痛经、脏器下垂等。

上述患者这种症状属于一般的胰腺炎，还有一种是出血坏死型，这种类型的胰腺炎病情危重，可危及生命，因此一旦觉察可能患上了胰腺炎，要及时就诊。

养生金点子：按摩三焦俞、八髎穴

湿热诱发的胰腺炎可以采用按摩的方法辅助缓解症状。方法：患者俯卧，按摩者用双手拇指点按三焦俞（位于第1腰椎棘突下，旁开1.5寸），然后用掌在八髎穴（八髎穴不是一个穴位，它是一组穴位，所以合称一起就叫：八髎穴，有八个点，左边四个右边四个，分为上髎穴、次髎穴、中髎穴、下髎穴，正好是在我们腰骶的部位）上往返揉搓，以局部有热感为宜；然后改仰卧，用掌根推揉长强穴（位于尾骨端与肛门之间的一个穴道）。

第七节

非淋菌性尿道炎，"车前茅根汤"很有效

一李姓女患者前来就诊，说每次排尿都不畅，排尿时有痛感，热辣辣的，且耻骨上区和会阴部有钝痛，非常难受。询问中得知，患者总觉疲倦，懒动，走几步就觉得很累，且伴有口苦口黏和脘腹胀满的症状。观患者的舌苔红且黄腻，脉弦滑，最终确诊是湿热诱发的急性尿道炎。我给患者开了清利湿热、清热解毒的中成药，同时又叮嘱她在服药期间和服药后一周内，连续服用车前茅根汤。

医师解惑

尿道炎在女性中很多见，西医临床上将其分为急性尿道炎和慢性尿道炎、非特异性尿道炎和淋菌性尿道炎，后两种都是由细菌引起的，淋菌性尿道炎是因为淋球菌引起的。我们在此说的是非淋菌性尿道炎。

中医在治疗尿道炎时，多将其分为下焦湿热、气血瘀阻及脾肾亏损三型治疗。下焦湿热型小便频数短涩，尿道中会有些黄白色秽浊物流出，女性阴部瘙痒、带下量多、小腹疼痛，患者多伴有口苦口黏，脘腹胀满等症状，舌红苔黄腻，脉弦滑。这也是确诊李姓患者患了湿热型尿道炎的依据。湿热毒邪侵犯下焦，致使膀胱气化功能失常，分清泌浊失

常，由此导致尿道炎。治疗上还需要清利湿热、解毒化浊。

车前子具有清热化湿、利尿解毒等作用，治疗尿道炎效果显著。茅根具有清热利尿、凉血止血的作用。《别录》中说，茅根可以"凉血，止血，清热，利尿"，由此也可以看出茅根在治疗尿道炎中所发挥的作用。

❀ 实战课堂

车前茅根汤

原料：车前子10克，茅根25克，冰糖适量。

制作方法：

将车前子和茅根洗净后，入砂锅煮汁，加冰糖溶化即可饮用。

营养功效：清热利湿，渗湿利下，适用于尿道炎等症状。

车前子和茅根不但可以煮汤，还可以煮粥，也可以用新鲜的车前草与鲜茅根各30克，与粳米一同煮粥，每天早晚各服一次，不仅味道好，还能起到清热利尿的作用，对于急性尿道炎、膀胱炎所致的小便短赤、热涩疼痛等症均有效。

下面再为大家推荐一道由茅根和薏苡仁一同熬煮的清热利湿粥品。

茅根薏苡仁粥

原料：生薏苡仁300克，鲜白茅根30克。

制作方法：

先煮白茅根，约20分钟后，去渣留汁，再放入已洗净的生薏苡仁煮成粥即可。

营养功效：清热利尿，健脾除湿，凉血止痒。

除了可以制作上述的药膳之外，还可以用新鲜的茅根泡茶饮用，比如与金银花、牡丹皮、莲藕、荸荠等一起泡茶，都能起到清热的作用。不过茅根性寒，脾胃虚寒者不宜服用，且不宜长期服用，否则会损伤体内的阳气。

养生金点子：玉米冬瓜粥清利湿热

玉米冬瓜粥可以利水降浊，清利湿热。取冬瓜250克，鸡肉90克，鲜玉米粒60克，冬虫夏草5克，姜、大葱、盐各适量。将玉米、冬瓜、冬虫夏草、鸡肉、生姜洗净，放入瓦锅内，加清水适量，武火煮沸后，文火煮至玉米熟烂为度，放葱、盐调味即可。

第八节

淋病,"瞿麦茯苓汤"可家调

在临床上接诊过不少淋病患者,其中一位郑性患者,因为尿急尿频、尿痛,且尿道口流脓来就诊,经过检查后发现是淋病。因为郑先生的病情处于急性的淋病早期,没有任何的并发症,因此我给他用了清热除湿、解毒通淋的加味八正散,由滑石、车前子、栀子、地肤子、瞿麦、蒲公英、土茯苓、大黄、木通、甘草组成,连续用了一个疗程后效果良好。接着又用了一个疗程,然后建议患者用瞿麦和茯苓煮汤继续服用一段时间,症状得到了控制,半年和一年后随诊都没有再复发征象。

医师解惑

中医认为淋病的发生跟湿热有着直接关系,并且将淋病分为急性湿热下注型淋病和慢性湿热瘀阻型淋病。急性的就是淋病发生早期,慢性的则是淋病发生一个月以上,治疗上还需要清热除湿、活血化瘀。淋病常合并一些并发症,比如前列腺炎、尿道炎、盆腔炎、淋巴管炎等,因此,如果患了淋病,尽量在早期就积极投入治疗。

既然淋病跟湿热有关,那么在治疗淋病时,就要清热除湿,《现代实用中药》中就记载瞿麦可以"治水肿,尿热涩痛,血淋",临床上常用于热淋、血淋、石淋、小便不通等症的治疗。茯苓在前面我们做过介绍,上面推荐患者用瞿麦和茯苓煮汤服用,取用的也是茯苓清热除湿的功效。

❀ 实战课堂

瞿麦茯苓汤

原料:瞿麦10克,茯苓15克。

制作方法:

将瞿麦和茯苓一同入锅,加水适量,煎煮后去渣取汁饮用即可。

营养功效:利尿通淋,清热除湿。

很多朋友发现自己患上了淋病,不好意思到医院就诊,对于这类患者可以试着用用这道汤饮。

瞿麦粥

原料:滑石25克,瞿麦10克,粳米100克。

制作方法:

先将滑石用布包好,与瞿麦一同入砂锅煎煮取汁;粳米淘洗干净,和药汁一同煮粥即可。

营养功效:清热化湿,利尿消肿,适用于淋病患者。

急性淋病和慢性淋病因为处于淋病的不同时期,并且湿热的程度不一样,治疗和用药上也不同。所以一旦发现淋病,还应及时到正规医院就诊。

养生金点子:外洗法祛湿止痒

取艾叶、千里光各30克,加水浓煎后取药液,熏洗患处10~15分钟。每日1次,10次为一个疗程。可有效祛湿止痒。

第九节

艾滋病用"三仁汤"保健，提高生命质量

在临床中也曾接诊过艾滋病患者，患者一开始的症状非常类似普通的流行感冒，但是治疗后没有一点儿效果，且全身疲乏无力、食欲下降，还伴有发热等症，进一步检查中，发现患者被HIV病毒感染。鉴于这种病症目前还没有办法根治，于是给患者开具了三仁汤，以帮助患者提升免疫力，提高生命质量。

❀ 医师解惑

艾滋病是一种危害性极大的传染病，因感染艾滋病病毒（HIV病毒）引起。这种病毒会攻击人体免疫系统，且T淋巴细胞成了它主要的攻击目标，这种细胞在人体免疫系统中发挥着非常重要的作用，经过病毒攻击，人体会逐渐丧失免疫功能，从而出现全身性的病症。

中医在治疗艾滋病时，通过辨证，认为艾滋病属正虚邪实。人体感受"疫毒"邪气，多属湿热秽浊毒气，迅速传内恶化，损伤脏腑气血，殃及正气，致使正气亏虚，以肾气亏虚为主，肺、脾气也显虚弱。因此艾滋病患者的养生保健中，祛湿除热是非常关键的一个环节。

给患者开具的三仁汤，是以杏仁、白蔻仁和薏苡仁为主药的一剂汤药，属于祛湿剂，具有宣畅气机、清利湿热的功效。对湿温初起及暑温夹湿之湿重于热证的治疗效果明显，邪气祛除，正气得以恢复。因此对艾滋病患者能起到一定的保健作用，可以让身体素质好一些，但起不到治愈的效果。

实战课堂

三仁汤

原料：杏仁、半夏各15克，飞滑石、生薏苡仁各18克，白通草、白蔻仁、竹叶、厚朴各6克。

制作方法：

将以上诸药加水适量，煎煮服用。每日1剂，每日3次。

营养功效：宣畅气机，清利湿热，适用于湿温初起及暑温夹湿之湿重于热证，头痛恶寒，身重疼痛，肢体倦怠，面色淡黄，胸闷不饥，午后身热，苔白不渴，脉弦细而濡。

杏仁宣利上焦肺气，气行则湿化；白蔻仁芳香化湿，行气宽中，可以升扬中焦的脾气；薏苡仁渗湿利水而健脾，可以促使湿热邪气经由下焦排出体外。

下面我们再向大家推荐一道由杏仁和薏苡仁为主料的粥。

薏苡仁杏仁粥

原料：薏苡仁30克，杏仁10克（去皮），冰糖少许。

制作方法：

将薏苡仁淘洗干净，放入锅内加水适量，置大火上烧沸，再用小火熬煮至半熟，放入杏仁，熬熟加入冰糖即可。

营养功效：祛湿化痰，止咳，艾滋病、咳嗽、气喘等患者宜多食。

虽然艾滋病在目前来说还属于一种没办法治愈的疾病，但是一旦发现自己不幸感染，还是应及时就医，以药物等加以控制，尽量维持一个良好的身体状态。不要抱以破罐子破摔的态度，尊重生命，爱惜生命才是重要的。

此外，也奉劝各位朋友，爱惜自己的身体，避免沾染上艾滋病病毒。

养生金点子：遵照医嘱控制艾滋病

目前还没有特别的方法可以治愈艾滋病，因此患者还是应该在医生的指导下，坚持服用抗病毒类感染药物、抗细菌感染药物、抗真菌类药物以及抗原虫类抗生素等。坚持遵照医嘱服用，以控制病情。

第十节

中暑，"连翘解暑汤"可救急

每每夏天暑热天气中，总会接诊多位因为高温中暑的患者，其中就有一位杨姓患者。这位患者被好心人送来时大汗淋漓、神志恍惚、呼吸喘促、脉沉而无力，这是因为暑湿引起的，且症状较为严重。我首先让助手将她移到了阴凉处，立即采取了降温措施，同时着手准备施针，取了水沟、百会、十宣、曲泽、委中。施针过程中，我又叮嘱助手为患者快速配制了连翘解暑汤，待患者意识稍清醒时，灌给她喝。一小时后，患者神志逐渐清醒，整个人也精神了很多。

医师解惑

中暑，在中医上有阳暑、阴暑、暑厥、暑风之分，不过都离不开清热、益气、养阴、开窍、熄风等方法，同时佐以化湿、醒脾等。上述患者因为暑湿严重中暑，体内湿热邪气更为严重一些，因此在降温的同时，主要采用了清热利湿的方法。

施针是快速治疗中暑的一种方法，不过朋友们自己不易操作，而连翘解暑汤，每个人都可以做。因此，一旦家人朋友有中暑现象发生，不妨试试连翘解暑汤。当然这只针对轻症的中暑，重症患者还是要以最快的速度送往医院。

连翘具有清热解毒、消痈散结、疏散风热等功效，不过在祛湿方面，连翘所起的作用就不是那么明显了。因此在解暑汤中，可以加入白术、茯苓、泽泻、薏苡仁等健脾利湿的药物。当然，到底该加哪种最为合适，还要看当时的症状而定，比如舌苔薄白黏腻且食欲不振的，可以加入陈皮、谷麦芽、佛手等芳香化湿还健脾的药物；如果是苔黄白相间，且想呕吐的人，可以加入厚朴、金银花、扁豆花等，以增强清热化湿的功效；汗多不止者，则要加入新鲜的荷叶、绿豆、西瓜皮等生津补液。

实战课堂

连翘解暑汤

原料：连翘、金银花各10克，鲜荷叶20克，鲜芦根15克，香薷5克，扁豆15克，厚朴5克，藿香10克。

制作方法：水煎服。

营养功效：清暑除热，健脾利湿，防治中暑症状。

这里用藿香就是为了加强祛湿除热的功效，如果手边没有这些药材，一支藿香正气水也能起到一定的作用。

下面再为大家推荐一道可以预防中暑的汤剂。

银花连翘汤

原料：金银花30克，连翘12克，薄荷6克(后下)。

制作方法：水煎服。

营养功效：透表祛邪，清热解毒，疏散风热，清利头目。

中暑看似是很小的一个病症，且发病具有偶然性，但严重者如果得不到及时治疗就会有生命危险，因此一定要引起注意。高温天气下注意防暑，尤其是在夏至过后的暑湿严重期间，一定要避免因为湿闷暑气伤及身体致使中暑。一旦发现有人中暑，第一时间将患者转移到通风阴凉处，用冷水反复擦拭皮肤，同时持续监测体温变化，如果高温持续，应立即送往医院救治。

养生金点子：刮痧治中暑

中暑，可将右手中指弯曲，在病人胸部皮肤上划一下，如有明显的紫红色隆起的划痕，就说明有"痧"，使用刮痧方法会有很好的治疗效果。用1枚1元的硬币或光滑的汤匙柄（用酒精消毒）做工具，有专门的刮痧板更好，蘸香油或花生油在清洁的后颈部两侧、脊柱两侧、两肘、头骨上下等处刮。刮痧前一定要把手洗干净，手持刮痧板以30～45度角由上到下、由左到右顺着刮，用力均匀，每次刮5～6遍或皮肤出现紫红色刮痕为止。多数病人刮后就可以感到头脑清醒。如病情较重或刮痧无效者，则应及早找医生诊治，以免耽误病情。

第十一节

湿疹，"萆薢汤"内服外洗没烦恼

> 小张已经是第二次来我处看病了，不过距离上次已经过去了一年的时间。上次也是夏天，因为湿疹来找我，腿上起了不少的红疙瘩，非常痒，今年也一样。我像去年一样，给她开了萆薢汤，让她回家后按时服用。

医师解惑

湿疹是西医的病名，在中医文献中是没有这一病名的。不过在中医中，它被归属为"浸淫疮""湿毒"的范畴，根据发病部位的不同，名称也不同，生于小腿叫"臁疮"，生于肘窝或腋窝叫"四弯风"，生于阴囊叫"绣球风"等。

隋代巢元方在《诸病源候论》中这样记载了湿疹的发病原因："为风湿所乘，湿热相搏，故头面身体皆生疮。"这里就表明了湿疹是由风湿热病邪诱发的。而清代吴谦在《医宗金鉴》中则这样描述湿疹："此症初生如疥，瘙痒无时，蔓延不止，抓津黄水，湿淫成片。"这里则对湿疹的症状做了详细的叙述。

萆薢汤是以萆薢为主药的汤药，萆薢具有利湿去浊、祛风除痹的功效，尤其长于渗湿，特别适合下肢部有湿热疮毒的患者。

实战课堂

萆薢汤

原料：萆薢30克，苍术15克，蛇床子15克，白藓皮15克，生薏苡仁20克，黄柏12克，川牛膝12克，赤芍12克，苦参15克，黄芩12克，茯苓12克，生甘草3克。

制作方法：

水煎服，每日1剂，分2次服。

营养功效：清热利湿，祛风解毒。

这剂汤药不仅可以内服，还可以外敷，将煎好的汤药涂抹在患处即可，这样让湿疹能够更快地得到治愈。

萆薢不仅可以与其他中草药一同煎药剂，还可以做成药膳，于饱腹中达到祛病的目的。下面就向大家介绍一道由萆薢和薏米一同熬煮的粥。

萆薢薏米粥

原料：薏米30克，萆薢6~10克，粳米100克，冰糖适量。

制作方法：

1.萆薢入锅，加水适量，煎取药汁；

2.薏米、粳米淘洗干净，与萆薢药汁一同入锅，加水适量熬煮成粥，待粥将成时，加入冰糖，继续熬煮至粥熟即可。

营养功效：消热利湿，适用于湿热内蕴、口苦心烦少寐、小便赤热、遗精、舌红苔黄腻等症。

上面也提到了，湿疹的病因不同，症状也不同，所起湿疹的部位也不同。这里我们重点说的是下肢部位的湿疹，上肢部位、中部以及肝经周围也会分布有湿疹。比如有些人一到夏天，或者其他季节，体内湿热严重时，手脚上就会起很多小水疱，非常痒，一抓就破，有黄水流出，这种湿疹可以吃一些绿豆汤、苦瓜、黄瓜、马齿苋等，小水疱就能很快消退。躯干上起湿疹也可以多食用一些这种具有清热解毒且祛湿的食物。

湿疹如果不重视的话，也会让症状加重，因此一旦发现湿疹出现，还是应及时看医生。

养生金点子：夏枯草煎汤外洗除湿疹

孩子患病不愿意服药，而一些孩子很容易患上湿疹等症。夏枯草煎汤外洗对小儿湿疹疗效非常好，只要取夏枯草200克，加适量水，煮10分钟左右，将药液倒入盆中，水温冷却至适宜的温度后，用消过毒的小毛巾蘸药液为患儿擦洗头面部。然后，将患儿全身浸于药液中，用手托住头颈以免呛水。洗后用干净柔软的浴巾包裹，每日1次。通常药浴后半天即可见效。

第十二节

脚气病，"苦参矾石汤"外用可除根

在工作中，遇到过不少被脚气困扰的患者，小刘就是其中之一。小刘是因为脚趾间潮湿糜烂、瘙痒，并且流黄水来找我的。观小刘的舌质，发现他舌红、苔黄，脉象沉，诊断是因为湿热诱发的脚气。于是给他开了清热燥湿、温化止痒的苦参矾石汤，连续煎汤外用泡脚3周，三年中，他的脚气病再没有犯过。

医师解惑

脚气病在成年男性中非常普遍，西医认为是由一些真菌感染所致，而中医认为是由湿热、寒湿、瘀血寒毒三种原因所诱发。对于湿热引起的脚气病，临床主要表现为脚趾间或足底部潮湿糜烂、瘙痒，或者浸淫流黄水，有红肿溃烂蜕皮现象，严重的脚趾会出现肿胀现象。苦参矾石汤清热燥湿、温化止痒，是治疗湿热脚气的常用药。

此药剂中，苦参是主药，具有清热燥湿、杀虫、利尿等功效，用于皮肤湿疹、湿疮、脚气病等，效果明显。因此，如果找不到其他的原料，即便单独用苦参煎汤泡脚的话，也一样可以起到缓解和治疗脚气病的作用。

实战课堂

苦参矾石汤

原料：苦参25克，矾石10克，芒硝10克，花椒10克，土茯苓30克。

制作方法：

将上述药置于砂锅中，加水约1500毫升，小火煎煮30分钟，取药汁去药渣，倒入浴盆中浸泡双脚约30分钟即可。

功效主治：清热燥湿，温化止痒，适用于湿热证引起的脚趾间或足底部潮湿糜烂、瘙痒等症。

用此汤剂每天浸泡双脚2～3次，7天为一个疗程，一般2～3个疗程就能见到明显的效果，且脚气病不易复发。为了巩固疗效，在用过三个疗程后，可以隔半个月，再用一个疗程，这样效果更好一些。当然，这也不是固定的，还要根据患者的实际情况及症状的轻重而定治疗的疗程。

苦参不仅可以用来泡脚，还可以做成药膳服用。下面就为大家推荐一道由鸡蛋和苦参制成的药膳。

鸡蛋苦参汤

原料：鸡蛋1个，苦参10克。

制作方法：

先将苦参水煎汁，然后将鸡蛋打碎搅匀，用煮沸的药汁冲鸡蛋，趁热服用即可。

营养功效：用于治疗风热型感冒。

在用这款药膳治疗风热型感冒的时候，一般服用3次就能见到明显的效果。不过对于治疗脚气作用却不是很明显，仅能起到辅助作用。

　　因为诱发脚气病的原因有很多，而上述所述的苦参矾石汤也仅对湿热引起的脚气有效，对于其他原因诱发的脚气则起不到有效的治疗作用，因此一旦发现自己患有脚气病，还是尽量找医生辨证用药治疗。

养生金点子：薏苡仁海带粥除湿热

　　湿热常会导致身体皮肤瘙痒，此时可以食用薏苡仁海带粥：取海藻10克，海带10克，甜杏仁10克，薏苡仁30克。先将海藻、海带、甜杏仁洗净，放入锅中。加水适量，煎煮药汁，去渣后与洗净的薏苡仁一同熬煮成粥。每日佐餐食，连续服用3周。此粥不仅可以止痒，还可以宣肺化痰、清热利湿、养阴润肤。

第九章
经络除湿热，调节气血津液帮大忙

经络错综复杂地存在于体内，其所起的作用就如同一条条道路，贯通着五脏六腑、四肢百骸，经络畅通，气血津液能够及时濡养身体各处，一旦经络郁阻不畅，气血瘀滞不行，不能及时濡养身体各处，身体抵抗力下降，湿热等邪气就会乘虚而入。因此，畅通经络也是除湿热的方法之一。到底怎么畅通经络除湿热？就让我们一起到本章中寻找答案吧。

第一节

"六字诀"调气血，全身通调病难藏

> 刘旭虽然不到40岁，但已经是我的一位老患者了，平时不管哪里不舒服，他都习惯来找我帮他解决。一次，他因为头痛发热来找我，还说身体发沉、疼痛，胸口憋闷得厉害，说可能是感冒了，可吃了三顿感冒药没一点儿作用。我见他舌红，舌苔黄腻，脉象濡数，推断是因为湿热侵袭身体，阻塞经络所致。于是先给他开了一些简单的中成药，然后又教给他平时我自己用来健身的六字诀，让他回家每天练练，可以调养气血，不易被湿热邪气所伤。

医师解惑

湿热邪气蕴结于体内，会导致气血瘀滞，脏腑经络运行受阻，由此就出现了各种湿热症状，比如身热，但又不是高烧的症状，身重头痛、口苦、胸闷、尿黄且短等症。六字诀是几千年来流传下来的一种养生方法，是通过呼吸吐纳而达到人体组织机能的强化，进而充分调动脏腑的潜在能力抵御病邪，不让身体受湿热等邪气的侵袭而致病、早衰等。因此，在给患者治病疗疾的过程中，我也经常会将此养生之法传输给患者，有病治病，没病强身。

六字诀包含了"吹、呼、嘻、呵、嘘、呬"六法，分别对应了肾、脾、三焦、心、肝、肺六脏，也就是说，六字诀中的"六"字分别起着濡养不同脏器的作用，吹字诀养肾，呼字诀养脾，依次类推。脏腑养好了，气血和顺，经络就通调了。

实战课堂

预备动作：

两脚平行站立，与肩同宽，头保持正直，全身放松，保持自然呼吸。

嘘字功平肝气

口型：两唇微闭，稍横绷力，舌尖向前、内微缩，上下齿间有微缝。

要领：呼气念嘘字，脚大趾轻点地，双手从小腹前慢慢抬起，双手背相对，经胁肋向上与肩齐平，两臂伸展，向上、向左右分开，手心斜向上，双目随呼气瞪圆；屈臂，两手经面部、胸腹部慢慢下落，垂于体侧；再次吐字。如此反复6次为一遍，做一次调息。

嘘字功对目疾、肝大、胸胁胀闷、食欲不振、两目干涩、头目眩晕等症有良好的防治效果。

呵字功补心气

口型：半张，舌抵下齿，舌面向下压。

要领：呼气念呵字，脚大趾轻点地，双手掌心向里从小腹前慢慢抬起，经体前到胸部双乳中间位置时向外翻掌，继续上托，达到眼部位置；呼气尽吸气时，翻转手心对准面部，经面部、胸腹部慢慢下落，垂于体侧；再次吐字。如此反复6次为一遍，做一次调息。

呵字功对心悸、心绞痛、失眠、健忘、盗汗、口舌糜烂、舌强语塞等心经疾患有着良好的防治功效。

呼字功培脾气

口型：像管状一样保持撮口态，舌向上微卷，用力前伸。

要领：呼字时，脚大趾轻轻点地，双手从小腹前慢慢抬起，手心朝上，到达肚脐位置，左手外旋上托到达头顶处，同时右手内旋下按到达小腹前；呼气尽吸气时，左臂内旋变为掌心向里，从面前下落，同时右臂回旋掌心向内上穿，双手在胸前交叉，左手在外，右手在内，双手内旋下按，直到腹前，最后自然垂于体侧；再以同样要领，换右手上托，左手下按，做第二次吐字；如此反复共做6次为一遍，做一次调息。

呼字功对于腹胀、腹泻、四肢疲乏、食欲不振、肌肉萎缩、皮肤水肿等脾经疾患有着明显的效果。

呬字功补肺气

口型：双唇开启，叩击上下牙齿，舌微抵在下齿后。

要领：呼气念呬字，双手由小腹前慢慢抬起，渐渐翻转至掌心向上，与两乳齐平；双臂外旋，手心翻转向外保持立掌姿势，指尖对着喉咙，然后将双臂展向左右，宽胸推掌，像鸟张开双翼一般；呼气结束后，随着吸气顺势将两臂自然下落垂于体侧。如此反复共做6次为一遍，做一次调息。

因为肺经不畅所致的外感伤风、发热咳嗽、痰涎上涌、背痛怕冷、呼吸急促而气短、尿频而量少等症，都可以通过呬字功缓解和治疗。

吹字功补肾气

口型：保持撮口，唇出音。

要领：呼气读吹字，双脚五趾抓地，脚心空起，双臂自体侧提起，绕长强、肾俞向前划弧线，并经体前抬高，与锁骨齐平，双臂撑圆做抱球动作，双手指尖相对；身体下蹲，双臂随下蹲动作下落，呼气结束时，双手落于膝盖上部，并随着吸气顺势慢慢站起，两臂自然下落垂于身体两侧。如此反复共做6次为一遍，做一次调息。

吹字功对治疗腰膝酸软、盗汗遗精、阳痿、早泄、子宫虚寒等肾经疾患有明显疗效。

嘻字功理三焦

口型：为两唇微启，舌稍后缩，舌尖向下。有喜笑自得之貌。

要领：呼气念嘻字，双脚四五趾点地，双手从体侧像捧东西一般抬起，经过腹部，抬高至与两乳齐平；双臂向外旋翻转，令手心向外，并向头部托举，两手心转向上，指尖相对；吸气，同时五指分开，由头部沿着身体两侧缓缓落下，并以意念引导气到双脚四趾端处。如此反复共做6次为一遍，做一次调息。

嘻字功对因为三焦经不畅所引起的眩晕、耳鸣、喉痛、胸腹胀闷、小便不利等疾患有明显的缓解和治疗作用。

注意事项：

在进行六字诀时，要采用腹式呼吸法，且先呼后吸，呼气的时候读字，同时提肛缩肾，将重心移到脚跟上。每读完一个字调息时，是为了做短时间的休息，让身体恢复自然状态。每天早晚各练习三遍，长久坚持，定能起到协调脏腑、和顺气血、畅通经络、抵御外邪的作用。

养生金点子：平衡火罐法

因为湿热引起的痤疮、粉刺，可以用平衡火罐法防治。将火罐在人体后背脊柱两边，从上到下依次进行拔罐，连续拔7天为一个疗程。可以改善体内湿热症状。

十二时辰循经通，一周三次身体好

在帮患者治病疗伤的过程中，我经常会用到经络，不少患者也从我这里学习到了经络养生的方法。对付湿热也一样，只要经络畅通了，湿热就难在体内存留。一次在帮助一位吴姓患者祛除体内的湿热邪气时，我给他介绍了体内的十二正经，并告诉他，在不同的时辰中，选择不同的经络进行刺激，身体的经络就能畅通，不但可以防治湿热病邪，还可以让身体健康无虞。

❀ 医师解惑

中医认为，人的经络主要由经脉和络脉组成，其中十二条正经在养生保健中起着至关重要的作用。这十二条正经分别是：手太阴肺经、手阳明大肠经、足阳明胃经、足太阴脾经、手少阴心经、手太阳小肠经、足太阳膀胱经、足少阴肾经、手厥阴心包经、手少阳三焦经、足少阳胆经以及足厥阴肝经。

中医还认为，人体的十二正经与一天当中的十二时辰是相对应的，到了某一时辰，只要对其相对应的经络进行刺激，就可以达到强壮和畅通此经气血的作用。对祛除体内的湿热邪气来说也是一样，在相对应的时辰中，分别对不同经络进行刺激，让每条经络都畅通，湿热也就无立足之地了。每条经络有不同的畅通方法，可以敲，可以推，可以按等。

实战课堂

子时（深夜23点～凌晨1点）与胆经相应

对于胆经的畅通法，我们在后面的节点中会有具体介绍。

丑时（凌晨1～3点）与肝经相应

肝经的畅通法，我们同样会在后面节点中具体介绍。

寅时（凌晨3点～清晨5点）与肺经相应

肺经循行路线：肺经起于中焦胃部，向下联络于大肠，又回过来沿着胃上口，穿过膈肌，属于肺脏中。从肺脏沿着气管、喉咙横行出于腋下，沿上臂内侧下行，走行于手少阴心经、手厥阴心包经的前面，向下经过肘窝，沿着前臂内侧前缘，进入寸口（桡动脉搏动处），沿着大鱼际边缘，出于拇指的挠侧端。

支脉：手腕后方分支，由腕后分出，走向食指挠侧端，与手阳明大肠经相接。

畅通肺经方法：沿着肺经的循行路线，用大拇指指腹用力推按上肢部分路线10～20次，直到局部发红、发热为止。重点照顾列缺、太渊和鱼际三个穴位，只要在推到这几个穴位时，加以顺时针方向的按揉，1～3分钟即可，也可以先推肺经20次左右，然后再重点对这几个穴位进行按揉，当然先后顺序不能变。

虽然寅时肺经气血最旺，最宜推肺经，但很多人此时还在熟睡中，因此，为了不打扰肺经，不影响睡眠，可在白天的同名经足太阴脾经时段与脾经一起进行刺激，同样可以得到良好的效果。

需要注意的是，肺气永远不会多，只会少，因此要一直补肺经，不管是推肺经，还是拍打肺经，力度一定要轻，轻度拍打是补气，而用力过重的话，就是"泻"气了。同时要注意从上向下推，这是顺着肺经的循行方向推，是补。

卯时（早上5～7点）与大肠经相应

大肠经循行路线：大肠经起始于食指末端，沿着食指的桡侧端向上，经过第一第二掌骨之间，进入两筋（拇长伸肌腱和拇短伸肌腱）之间，沿前臂桡侧，进入肘外侧，经上臂外侧前边上肩，出肩峰部前边，向上交会于颈部，下入缺盆，络于肺，穿过横膈，属于大肠。

支脉：从锁骨上窝上行颈旁，通过面颊，进入下齿槽，出来挟口旁，交会人中部（左边的向右，右边的向左），上夹鼻孔旁，接于足阳明胃经。

畅通大肠经方法：将一只手臂自然下垂，另一只手手握空拳（微握拳，不必太用力），自然地过来敲就可以了，因为自然敲的那个位置就是大肠经所循行的位置，也就是手臂外侧的桡侧，以有酸胀感为宜。在敲打的时候，可以重点敲敲曲池穴，就是肘横纹尽头那个地方。

坐在椅子上也可以敲，可以将右臂弯曲伸向左侧，把手放在左侧大腿上，然后用左手拍打，经肘部，直到肩膀即可。

于卯时拍打大肠经效果最为明显，不过在早上7～9点，大肠经的同名经胃经当值时拍打大肠经，也可以得到同样的效果。

从下往上、从手向头的方向敲是补，而从上往下敲打则是泻。

辰时（早上7～9点）与胃经相应

胃经循行路线：胃经起于鼻翼旁，挟鼻上行至内眼角，与足太阳膀胱经相交，向下沿鼻外侧，进入上齿中，又出来环绕口唇，向下左右两脉交会于颏唇沟处，再向后沿下颌骨后下缘到大迎穴处，沿下颌角上行过耳前，经过下关穴，沿发际，到达额前。

面部分支：从大迎穴前方下行到人迎穴，沿喉咙向下后行至大椎，折向前行，入缺盆，下行穿过膈肌，属胃，络脾。

下行分支：从缺盆出体表，沿乳中线下行，挟脐两旁，下行至腹股沟。

胃下口分支：从胃下口幽门处分出，沿腹腔内下行，与直行之脉会合，然后下行大腿前侧，至膝膑沿下肢胫骨前缘下行至足背，入足第二趾外侧端。

腿部分支：从膝下3寸处分出，下行入中趾外侧端。

足背部分支：从足背上分出，前行入足大趾内侧端，与足太阴脾经相交。

畅通胃经方法：胃经可以敲，可以循着胃经循行路线一路敲打下来。因为胃经在面部有一部分循行路线，在这部分，可以将双手微张，然后用10个手指肚轻轻用力从上向下叩击。或者每天早上洗脸时，对面部多搓一搓、揉一揉，或者在擦完润肤品后，继续做擦脸的动作10次左右，就能起到刺激胃经的作用。

颈部可以用手掌轻轻拍打，到大腿部位时，可以改为捶打的方式。

早上7～9点胃经气血最为旺盛时敲打效果最佳。不过刚吃完饭时不要敲打胃经，尽量在吃完早饭后1小时进行，以促进胃的消化吸收。

巳时（上午9～11点）与脾经相应

脾经循行路线：脾经起于足大趾内侧端，沿足大趾内侧赤白肉际，上行过内踝的前缘，沿小腿内侧正中线上行，与足厥阴肝经相交，出行于肝经之前，向上经过膝关节和大腿内侧前缘，进入腹部，属脾，络胃，向上穿过膈肌，沿食道两旁，连舌本，散舌下。

胃部分支：从胃分出，上行通过膈肌，注于心中，与手少阴心经相交。

畅通脾经方法：从腹部推揉至大腿内侧，顺着脾经的循行线路，由小腿内侧开始，向上推揉到大腿内侧，再往上到腹部；手握空拳，用掌面一侧大鱼际部，顺着气血的走向，先推小腿，再推大腿，最后是腹部。先用左手推右侧的脾经，再用右手推左侧的脾经，每侧10分钟，每天推揉1次，长期坚持。

脾经也可以采用敲打的方法。推揉中可以重点按揉几个穴位：隐白穴、三阴交、阴陵泉、血海穴。

上午9～11点脾经气血最为旺盛，此时推揉效果最好。推揉脾经时，力度要适中，不要太大，也不能太轻柔。

午时（11～13点）与心经相应

心经循行路线：心经起始于心中，出属心系（心脏与其他脏器相联系的脉络），内行主干向下穿过横膈，继续向下联络于小肠。

上肢分支：从心系向上行于肺，再向下斜出于腋窝，沿上臂内侧后缘，肱二头肌内侧，至肘窝内侧，经前臂内侧后缘到达掌后锐骨端，进入掌中，沿小指桡侧，出于末端，与手太阳小肠经相接。

上行分支：从心系向上，挟着咽喉两旁，连系于目系（眼球内连于脑的脉络）。

联系着心、心系、小肠、肺、目系、喉咙。

畅通心经的方法：心火旺，可以逆着心经循行的方向进行敲打，也就是从小手指端处沿着心经的路线一路敲打到腋窝的极泉穴处，其中少府、神门、少海、极泉四穴要重点敲打。心气虚的话，就要从极泉的方向向小手指的方向敲打，力度要轻。

中午11~13点心经气血最旺，此时人的阳气也达到了最盛，然后开始向阴转化，阴气开始上升。此时疏通心经，让它的气血畅通对心脏乃至整个身体的调节作用都非常大。

注意敲心经时力度一定要轻，补、泻时的方向一定要弄清楚。另外，在午时敲打完心经以后，最好平躺下来睡个午觉，对于安养心神的作用更好。

未时（下午1~3点）与小肠经相应

小肠经循行路线：小肠经起于手小指尺侧端，沿手掌尺侧缘上行，出尺骨茎突，沿前臂后边尺侧直上，从尺骨鹰嘴和肱骨内上髁之间向上，沿上臂后内侧出行到肩关节后，绕肩胛，在后颈部椎骨隆起处（大椎穴）与督脉相会；又向前进入锁骨上窝，深入体腔，联络心脏，沿食管下行，通过膈肌，到胃部，入属小肠。

缺盆部分支：从锁骨上窝沿颈部上行于面颊到外眼角，又折回进入耳中。

面颊部分支：上行到达目眶，下行到达鼻旁，至于内眼角，然后斜行到颧部，与太阳膀胱经相接。

小肠经络心，属小肠，与胃、咽喉、眼、耳、鼻相连。

畅通小肠经方法：在敲打小肠经的时候，要循着小肠经的循行路线敲打，每天有时间就可以敲打敲打，也可以特意在未时阶段敲打，不拘时长。在敲打时，要特别顾及后溪和前谷两穴。

下午1~3点小肠经经气最为旺盛，因此，在此时不管是敲打小肠经也好，还是按揉小肠经也罢，效果都是最好的。

敲打小肠经进行补益时，可以从手指的位置一路沿着小肠经向上敲打，但如果是为了泻心火，还是要逆着小肠经循行的方向，由上向下敲打。

申时（下午3~5点）与膀胱经相应

膀胱经的循行路线以及畅通膀胱经方法，我们在后面也会为大家具体介绍。

酉时（下午5~7点）与肾经相应

肾经循行路线：肾经起于足小趾之下，斜走于足心，从舟骨粗隆的下方出来，沿着内踝后缘，向上沿小腿内侧后缘，到达腘窝内侧，上行经过大腿内侧后缘，进入脊柱内，穿过脊柱，属于肾，联络膀胱。

由肾分支：从肾上行，穿过肝脏和膈肌，进入肺，沿着喉咙，到达舌根两旁。

由肺分支：从肺中分出，联络心，注于胸中，与手厥阴心包经相接。

此经属肾，络膀胱，与肝、肺、心、喉咙、舌根相连。

畅通肾经方法：或坐或站，用手掌或手握空拳，沿着正中线从心口至小腹上下推揉，自然就推揉了肾经，可以隔着一层薄衣服推揉，每次推揉5~8分钟，每天推揉1次。推揉时，重点照顾涌泉穴、照海穴和太溪穴。

下午5~7点肾经气血最为旺盛，此时推揉肾经或者刺激重点穴位，所获得的效果最佳。

任何时候，肾经都只能补，不能泻，因此推肾经要用补的手法，要用旋推的手法，不宜用直推手法。

戌时（晚上7～9点）与心包经相应

心包经循行路线：心包经起始于胸中，出于心包络，向下穿过膈肌，联络于上、中、下三焦，到达腹部（属心包，络三焦）。

胸部分支：从胸中分出于胁部，经过腋下3寸处，向上行至腋窝下，沿上肢内侧中线（手太阴、手少阴之间），直达肘中，下行于前臂，走两筋（桡侧腕屈肌腱与掌长肌腱）之间，过腕部，入掌心，沿中指桡侧行到末端。

掌心分支：从掌心分出，沿着无名指尺侧循行到指端，与手少阳三焦经相接。

畅通心包经方法：找一处安静之所，将身心放松，调匀呼吸，闭上双眼，将注意力全部集中于心包的募穴膻中穴上，集中10分钟后，伸开双臂稍微活动一下，开始敲揉心包经。左手敲揉右臂上的心包经，右手敲揉左臂上的心包经，从乳头旁边的天池穴开始，经肩膀内侧到胳膊内侧，循着心包经的行走路线，先敲一下，然后再揉一下，如此反复进行下去，一直到手腕部，最后到达手掌心的劳宫穴。敲揉的速度不要过快，但力度要稍大一点，要让这种力量具有穿透力，能随着经脉传到心脏，每侧每次敲揉10分钟左右。

晚上7～9点敲心包经效果最好。

亥时（晚上9点～深夜11点）与三焦经相应

三焦经循行路线：三焦经起于无名指尺侧端，向上行于小指和无名指之间，沿手背至腕部，向上经尺、桡两骨之间，通过肘尖部，沿上臂内侧，向上通过肩部，与足少阳胆经相交，并出于胆经后面，再向前进入缺盆，分布于胸中，联络心包，向下穿过横膈，从胸至腹，属于上、中、下三焦。

胸中分支：从膻中上出缺盆，出于锁骨上窝，向上行于后颈部，连耳后，直上出于耳角，到额角，再曲而下行至面颊，到达目眶下。

耳后分支：从耳后入耳中，出走耳前，经过上关前，与前脉交叉于面颊部，到达外眼角，与足少阳胆经相接。

畅通三焦经方法：在按揉或敲打三焦经之前，先将心情平静下来，从无名指末端开始，循着三焦经脉的行走路线进行按揉或敲打，以有酸痛感为宜。

晚上9～11点按揉或敲打三焦经效果最好。

在按揉或敲打三焦经时，注意要避免在生气、狂喜、大悲等状态下进行。

记住了十二时辰各对应什么经，然后就可以按规律循经畅通，每周只要进行3次，就可以起到养生的作用，可以让湿热等邪气不能袭扰身体。

养生金点子：轻揉耳轮通肾气

轻揉耳轮通肾气。双手握空拳，以拇指、食指沿耳轮上下来回推摩1分钟，直至耳轮充血发热。中医认为肾开窍于耳，耳朵上布满了全身穴位，按摩耳朵不仅能健肾，还能打通全身穴位。

第二节

肝胆经常敲，清热利湿功效强

曾接诊过一位患者，已经多天不想吃饭，腹部胀满、疼痛，做过CT，吃过治胃的药，但没有作用。问诊中，得知他平时易发怒，接着再给他诊脉时，发现脉弦，断定肝经不畅，进而影响了脾胃消化。进一步问诊中，又发现他时常感到头晕耳鸣、胸闷胁痛，还伴有大便泄泻症状，最终确诊为肝气犯脾胃，导致脾胃虚弱，肝气郁结化热，与脾湿结合，导致体内大量湿热邪气积聚。因为他的症状完全可以不用吃药便能调理，于是我给他介绍了敲肝经和胆经方法，让他通过疏理肝胆二经，将体内的湿热祛除，就可以恢复脾胃功能的健运及正常的饮食。

医师解惑

中医认为，肝木乘克脾土，肝经不畅，得不到疏通，就会影响到脾胃的正常功能，由此上述患者才会出现食欲不振、腹胀疼痛等现象。而肝胆相表里，肝经不畅，就会连带胆经发生异常。胆有助于胃的消化，胆经不畅，也是造成脾胃功能失常的原因之一。而脾胃功能失常，给湿热带来了侵袭身体的机会，但这一切的罪魁祸首还是肝胆经不畅。因此，只要疏通肝胆二经，就可以从根本上将湿热邪气排出体外。

实战课堂

肝经循行路线：

从肝经的循行路线上可以看出，肝经起始于足大趾背部，向上循行，一直到头顶处与督脉相交会，与肝、胆、胃、肺、膈肌、眼、头、咽喉都有联系，因此疏通它的作用非常大。那么具体该如何疏通肝经呢？平时最常用的就是敲肝经，以助肝气畅达，清泻肝热。

敲肝经方法：

肝经主要集中在大腿的内侧，操作时可以采用平坐的姿势，将一条腿平放在另一条腿上，然后手握空拳，从大腿根部一直敲打到脚部，或者用按摩锤来敲打。也可以平躺在床上，一条腿伸直，另一条腿向内弯曲，然后由另一人来帮忙敲打。每条腿敲3～5分钟。

还可以用真空拔罐器拔罐。拔罐时不用像传统拔罐那样，罐留在皮肤上的时间最多10～20秒即可，甚至可以罐上去就拿下来。只要皮肤有一点红色即可，千万不要拔出红印子，可以沿肝经拔，连续拔3～4次。

最好在晚上7～9点之间敲肝经，此时是肝经的同名经心包经当令的时候，此时敲打对肝经的刺激效果最好。

注意事项：

肝经宜泻不宜补，因此无论是敲打肝经，还是在肝经上拔罐，都要采用泻的手法。敲打时，力度以重、慢、长为宜，且要进行逆敲。

胆经循行路线：

胆经主要循行于大腿的外侧和小腿肚，如果胆经不通，在大腿外侧就会堆积脂肪，实际上这些所谓的脂肪也是人体排不出去的垃圾、废物，堆积在大腿处，就显得大腿很臃肿。如果想通过运动瘦大腿，那么很可能大腿瘦下去了，小腿肚又肥胖起来了。这是因为这些物质也会循着胆经的走行路线移动，这也表明胆功能出现障碍，胆经不通。

敲胆经方法：

手握空拳，每天在大腿外侧用力敲打200下。有人说，敲胆经不用整条经络都敲，只重点敲打环跳穴到膝阳关穴这一段，再在这两个穴位之间加两个点，四点距离要相等，每天重点敲打这四点即可。

敲的时候要稍用力，因为大腿上的肌肉和脂肪较厚，以每秒约两下的节奏敲打，如此便能有效刺激穴位。每天只要一有空闲就对胆经敲打敲打，每次只要敲打几分钟即可。

注意事项：

敲打胆经要注意力度，不要太用力，很自然地随势敲打即可。有些人可能会敲出乌青，这可能是因为力度太大了，等乌青退了再敲；也可能是凝血因子不够，可以吃一些诸如阿胶、猪蹄、红枣等补血的食物。

还需要注意的是，孕妇不能敲胆经，老人不能敲得太多，生气时也不能敲胆经。

养生金点子：梳头畅通经络

用手指或木梳从额头前至枕后，从两侧的颞部至头顶进行"梳头"，每回50~100次，以晨起梳头为最佳。人体各条经络都汇聚于头部，梳头时要经过眉冲、通天、百会、印堂、玉枕、风池等近50个穴位，对这些穴位进行如同针灸的刺激，可以促进头部血流，疏通经络。

膀胱经常刺激，排毒体内无湿热

> 王大爷是我的一位老患者了，曾经因为脾胃虚弱，总是出现消化问题，他来找我，我帮他调治好了，这次又因为尿赤尿痛来找我。经过诊断，最终确诊他是因为膀胱湿热所致。我给他开了中药处方，同时又告诉了他膀胱经所循行的路线，跟他说，只要循着膀胱经做推拿按摩，就可以畅通膀胱经，得以扶助正气，避免湿热邪气等的侵袭。

❀ 医师解惑

我们的身体，有着自己的一套排毒系统，而在这套排毒系统中，足太阳膀胱经所起的作用非常重要。

膀胱经是人体一条很大的经络，上面的穴位最多，因此，它成了人体最大的排毒通道，时刻传输着体内的邪毒。大肠可以通过排便将毒素排出体外，毛孔也可以通过排汗的方式将毒素排出体外，但是还有一种排毒的渠道，那就是尿液。人体血液中的废物、毒素，基本上都要经过肾脏过滤后生成尿液排出体外，而膀胱就是储存尿液的地方。膀胱经畅通，这些废物、毒素才能顺畅地被排入膀胱中，进而排出体外。如果膀胱经受阻，这些毒素、废物则会滞留于体内，导致身体抵御病邪的能力下降，湿热等邪气就很容易对身体进行侵害。

🏵 实战课堂

膀胱经循行路线：

膀胱经这条大经脉，从足后跟开始，沿着后小腿、后脊柱正中间的两旁，一直上到脑部。结合它的循行路线图来看的话，大家就能了解到，膀胱经大部分循行路线都在后背，所以，刺激膀胱经的话，我们要重点刺激后背部分。

刺激膀胱经方法：

后背相对比较平整，而且膀胱经又循行于脊柱的两侧，这样可以用擀面杖之类的东西在背部滚动，这样一来，膀胱经在背部的经穴基本上都可以被顾及了。

在家里想要追求简单的话，完全可以拿擀面杖来擀后背，为了促进效果，还可以将擀面杖稍稍加热，但不能太热，以个人能接受为度。

对于膀胱经下肢部分的分支，可以采用按揉的方法，要从上一直向下按揉。按揉的过程，如果遇到穴位处有痛感，这就起到了作用，而且需要在有痛感的地方重点按一按。一般来说，越接近足部痛感越小，所以足部这段更要反复按摩，当用指甲轻掐小脚趾外侧的至阴穴时，有痛如针刺般的反应，就表明膀胱经打通了。

另外，捏脊法、刮痧法、拔罐法、敲臀法(如果膀胱经不通，敲臀就会很痛)都可以用，还可用掌根从颈椎一直揉到尾骨。腿上的部分同样可以用刮痧、拔罐、点揉、敲打的方法，甚至可以用手大把攥，只要能充分刺激它就行。还可两腿绷直，俯腰两手摸地，向后仰身弯腰以及仰卧起坐，还有许多瑜伽上的动作，只要能刺激腰椎以及大腿后侧的膀胱经，那就可采用。

畅通膀胱经，最好在申时膀胱经当令的时段，此时效果最佳。

注意事项：

膀胱经如果不通畅时，通常在后背处可能会有一些小结节出现，不敢碰，此时在打通膀胱经的时候，要先将这些小结节处理掉。可以先轻柔地按小结节，慢慢能承受的时候，再稍加重力度，直到将结节揉开。

有些人下午三四点钟的时候会犯困，这就表明膀胱经不够畅通了，阳气呈现衰弱现象，气血不足以供给大脑需要。利用上面我们提到的方法，多刺激膀胱经，就能提升阳气，改善那个时段犯困的现象。

此外，因为膀胱是储存尿液的器官，尿液只有及时被排出体外，才不会给身体带来毒害作用。可以在下午膀胱经当令的时候喝上一杯白开水，这样便有助于尿液的排泄。

养生金点子：按摩委中穴

委中穴属足太阳膀胱经，膀胱经的湿热水汽在此聚集，按摩委中穴具有舒筋通络、散瘀活血、清热解毒的功效。委中穴位于人体的腘横纹中点，当股二头肌腱与半腱肌肌腱的中间，也就是腘窝正中。具体按摩方法如下：①用拇指指端按压委中穴，力度以稍感酸痛为宜，一压一松为一次，连做10次；换另一穴位重复上述动作。②用拇指指端置于委中穴处，顺、逆时针方向各揉10次；换另一穴。③两手握空拳，用拳背有节奏地叩击两侧委中穴，连做20次。④双掌对搓至手热，用两手掌面分别上下搓擦委中穴，连做30次。

捏脊，小儿湿热身体有"药田"

一次接诊了一位刚过了3周岁生日的宝宝。宝宝也是因为湿热缠身才在母亲的带领下来就诊的。当时虽然给宝宝开了一些中药方剂，但是考虑到小孩子对药物的抵触，我还是教给了这位母亲一些防治湿热的方法，其中一种就是经络疏通的方法——捏脊。

医师解惑

捏脊，顾名思义，就是捏脊背。中医养生学家认为，背、脊、腋、腹是人体重要的保健区域，加强这些部位的保健，可以促进血脉流畅，调节气息，滋养全身器官，是强健体魄、祛病延年的有效保健手段。

前面我们提到了，膀胱经由背部循行，且很大一部分穴位都集中在背部，因此捏脊可以起到刺激膀胱经的作用。不但如此，捏脊还可以改善脾胃虚弱症状，这是因为在背部聚集了脾腧、胃腧、大肠腧等腧穴，通过对这些穴位进行刺激，可以增强脾运化水湿的功能；此外，人的后背正中有督脉通过，捏脊可以疏通督脉。督脉是人体的阳脉之海，是阳气汇聚的地方，因此通过疏通督脉，可以直接影响到其他阳经，使其他各阳经经脉疏利，气血流畅。

实战课堂

捏脊

1.让小儿趴在床上，保持背部平直，放松。

2.捏脊者将两手的中指、无名指和小指握成半拳状；食指半屈，用双手食指中节靠近拇指的侧面，抵在小儿的尾骨处；大拇指与食指相对，向上慢慢捏起皮肤，同时向上轻轻地捻动；

3.两手交替进行，沿脊柱两侧自长强穴(在肛门后上3～5厘米处)向上边推边捏边放，一直推到大椎穴（第7颈椎棘突下凹陷中）附近，完成捏脊1遍。

4.捏脊一次共进行6～7遍，每天捏脊1～2次，坚持1～2周的时间，即可见效。

注意事项：

每捏3下需将背部皮肤向上提一下，或者每捏5下向上提一下皮肤，这被称作"捏三提一法"或"捏五提一法"，这些方法更适合成人，对于皮肤娇嫩的小儿，接受刺激较为敏感，可以单捏不提，且捏得不要太紧，捻动向前，不捏捏放放。如果小儿先天体质较差，每天捏脊次数则不宜多，时间也不宜长，每次3～5分钟即可。

还要注意在向上捏起皮肤时，对肌肤的刺激最重，且捏起皮肤多少及提拿用力大小要适当，不可拧转。如果想要真正做好捏脊，而不是做无用功，在捏脊时就要保持俯卧或半俯卧的姿势，以背部松弛平坦为佳，捏脊的部位一定为脊背的正中线，并一定从尾骨部捏起，直到第七颈椎止，且要直线前进，不可歪斜。最好在饭后2小时进行。

养生金点子：莲花坐

坚持练习莲花坐，能有助于活动人体多处韧带，使腿、腹、胸、颈部等肌肉得到充分伸展，保持经络畅通。坐时，屈左腿，将左脚的脚背放在右大腿的腹股沟处，双手放在左膝盖上，轻柔地做上下弹性运动数次，使之接触地面；然后换右脚。

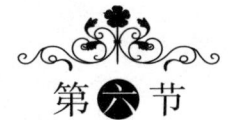

祛湿养脾常按三大穴位

一次聚会中，遇到了好久不见的一位朋友。与他聊天时，他聊到了最近自己的身体状况，说胸总觉得闷，还常腹胀，身体酸胀，喉咙还痛。我给他简单看了舌质和脉象，结果发现他舌苔黄而厚腻，脉濡数，是脾胃湿热的征象。但是当时因为在聚会中，不方便给他开药方，只是简单教给了他几个脾胃上的除湿要穴：足三里、阴陵泉和丰隆穴。结果他回家照我教的方法坚持了一段时间，身体不适的症状果然消失了。

医师解惑

脾负责着运化水湿，体内多余的水湿需要经过脾的运化作用，才能被转运到水湿该排出的地方。刺激足三里、阴陵泉和丰隆穴，可以对脾功能起到强化和养护的作用。

足三里穴是胃经的合穴，可以健脾益胃、益气养血，不管是阴阳、寒热哪方面的原因，只要是脾胃的问题，都可以通过刺激足三里得到调理，这就有助于加强脾运化水湿的作用；阴陵泉是脾经的输穴，除了可以益脾胃、通经络外，最重要的一个功效就是祛湿；丰隆穴虽然是胃经上的穴位，但是可以通脾胃二经，而且从它的名字上看，就是可以将脾胃上的湿浊轰隆隆地像打雷下雨一样排出体外。

🌸 实战课堂

足三里

取穴：位于外膝眼下4横指、胫骨边缘，旁开1横指处。

按揉：用拇指或者中指的指腹按揉左右两侧足三里穴各5～10分钟，每次按揉至酸胀、发热的感觉即可。坚持每天按揉，一般10天左右就可以明显改善脾胃功能。

艾灸：艾条离皮肤大概2厘米或者两指那么高就行，灸到局部的皮肤发红，并缓慢地沿足三里穴上下移动，感觉到疼就移开一些，不要灼伤皮肤。每星期艾灸1～2次，每次灸15～20分钟。

阴陵泉

取穴：位于胫骨后缘和腓肠肌之间，即小腿内侧，膝下胫骨内侧凹陷中。取穴时患者应采用正坐或仰卧姿势，膝盖内侧横纹向上，会摸到一个突起的骨头，顺着骨头的下方和内侧摸，会摸到一个凹陷的地方，这里就是阴陵泉所在位置。

刮痧：以痧点透出为准。

按摩：坚持每天按摩阴陵泉3～5分钟即可。

丰隆穴

取穴：位于腿的外侧膝眼和外踝这两个点中间取一个点，然后在胫骨前缘外侧两指宽度的地方，再取一个点，这两个之间的位置，就是丰隆穴所在。

按揉：只要每天坚持用手指按揉3～5分钟即可。

按揉时会有轻微的痛感，待到体内的湿浊之气除去后，痛感也就消失了。

这三个穴位，足三里健脾养胃、补气养血的功效最佳，阴陵泉清热利湿的效果更好，丰隆穴豁痰开窍、祛湿的效果更强，因此三个穴位同时刺激，健脾养胃、祛湿清热的目的就全达到了。

> **养生金点子：三线放松通经络**
>
> 平卧在床上，将身体分为三条线，分别自上而下放松。第一条线（两侧）：头顶—头两侧—颈部两侧—两肩—两上臂—两肘关节—两手。意念在中指端保持1～2分钟；第二条线（前面）：面部—颈部—胸部—腹部—两大腿—两膝部—两小腿—两足背—十个脚趾。意念在脚趾部保持1～2分钟；第三条线（后面）：后脑部—枕部—两小腿后部—两脚跟—两脚底。意念在脚心涌泉穴保持1～2分钟。

第七节

刮痧除湿热，重在对症选穴

> 一次一位女性患者前来找我，说身体起了很多疙瘩，很痒，检查过后是湿疹所致。通过一番问诊，得知这位女性朋友还有月经不调等症存在，最终诊断是因为湿热所致的湿疹和月经不调。我给她开了中药汤剂，随后又建议她先进行一下理疗，配合中药，治疗效果会更好。而我向她推荐的理疗就是刮痧。

医师解惑

刮痧是中医传统的养生保健治病方法之一。上面我们提到了穴位养生，其实刮痧治病疗疾的基础同样是穴位，通过刮拭特定穴位的方法，而达到养生保健的目的。

通过刮痧可以有效地清热除湿，不过这也需要有特定穴位的配合，比如前面我们提到的足三里、阴陵泉和丰隆穴，都可以采用刮痧的方法达到清热祛湿的效果。

实战课堂

1.经络刮痧

上面我们已经具体介绍过十二条正经了，对整条经络进行刮痧采用以下方法。

刮拭时，只要将刮痧油涂抹在经络循行的范围内，然后用刮痧板按照经络循行的方向顺次刮拭，面部、胸部由内向外，双手、双足、头部、背部由上向下。就可以起到舒筋活血、通经活络的作用。

2.特定穴位刮痧

血海穴

取穴：屈膝，在大腿内侧，髌底内侧端上2寸，股四头肌内侧头隆起处。或者坐在椅子上将腿绷直后，会在膝盖内侧看到一个凹陷的地方，凹陷上方隆起的肌肉顶端就是血海穴。

对此穴进行刮痧可以辅助缓解月经不调、闭经、气逆腹胀、湿疹、皮肤瘙痒、贫血等状况。

中脘穴

取穴：位于上腹部，在肚脐上4寸的腹中线上，可仰卧取穴，胸骨下端和肚脐连接线中点即为此穴。

对此穴刮痧对于缓解伏天暑湿造成的腹胀、反胃、消化不良、泄泻、便秘等都有很好的作用。

地机穴

取穴：位于人体的小腿内侧，在阴陵泉穴直下3寸，即内踝尖与阴陵泉穴的连线上，胫骨内侧面后缘处。

对此穴进行刮痧具有较强的解痉镇痛、行气活血功效，可用于辅助缓解腹痛、腹泻、水肿、月经不调、痛经等状况。

天枢穴

取穴：采用仰卧的姿势，天枢穴位于人体中腹部，肚脐两侧两寸处。

对此穴进行刮痧，可加速促使湿邪、毒邪从粪便排出，起到缓解便秘、腹胀、腹泻、脐周围痛、消化不良、恶心呕吐等症。

不管是针对整条经络进行刮拭，还是针对特定的穴位进行刮拭，都以出痧为准。第二次刮拭时，要等痧点消除，或者没有痛感时再实施。

不过需要刮拭几次，还要针对每个人的情况而定。有些人是不适合刮痧的，因此决定刮痧前，还是需要经过专业医生的指导，辨别自己的体质后再进行更为妥帖。

养生金点子：老丝瓜畅通经络

老丝瓜可以引导经络，畅通气血。老丝瓜1条，切碎炒至微黄，研成细末，每次10克，用热水过服。老丝瓜筋络贯穿，类似人体经络，因此可以起到如此功效。

第十章
名方除湿热，对症选择全家安

千百年来流传至今的名方向来都是临床用来治病疗疾的常用药，在对付湿热的过程中也是如此，少不了名方的帮忙。不过名方毕竟是药方，应用时还需特别谨慎，一定要对症选择。如果不确定自己的体质以及患病症的原因，还需要经过专业医师的指导。比如藿香正气水、龟苓膏、葛根芩连汤、龙胆泻肝丸等，都是临床祛湿热药。

第一节

"藿香正气水"捍卫表，是防湿热名方

> 一次一位朋友来找我，只说浑身不舒服，不想吃东西。我问他平时的饮食情况，他告诉我，因为喜欢香辣味道，几乎每天的饮食都离不开烧烤、火锅等食物，其间酒水也肯定少不了。他的情况属于湿热袭身，正是这些饮食习惯所致身体湿热。我让他先服用3天的藿香正气水试试，之后他打电话说浑身舒服多了，变得非常清爽。

❀ 医师解惑

如今人们是怎么舒服怎么来，基本上脱离了四季的阴阳转换规律，穿衣戴帽、饮食起居等，总是悖逆养生之道。这就大大为湿热病邪提供了机会，让捍卫身体健康的正气受到了威胁。

前面说过，藿香是清暑除湿的佳品，而以藿香为主药的藿香正气水，不仅适合暑夏时节湿热邪气袭身患者，也适合其他季节受湿热侵袭的患者服用。而且藿香正气水的毒性不大，对于人们日常保健很有益，因此非常适合将它作为家庭一年四季常备的药物。对于饮食不节制、起居无常的人，可以起到保护作用。不过虽然对身体保健有益，也一定要对症服用，不能滥服，否则不仅起不到保健功效，还会给身体造成伤害。

藿香正气水有成品出售，这里我们就不再为大家介绍其做法。下面我们只以藿香为主原料，为大家重点介绍两款药膳。

❀ 实战课堂

藿香粥

原料：藿香10克，粳米100克，白糖适量。

制作方法：

1.将藿香择洗干净，放入锅中，加清水适量，浸泡10分钟，水煎取汁；

2.粳米淘洗干净，放入锅中，加入药汁及适量水，熬煮成粥时下白糖，继续煮一两沸即成。

营养功效：芳香化湿，解暑发表，和中止呕，适用于湿阻中焦、脘腹胀满、暑湿侵袭、呕吐等症。

像上述那位朋友一样，喜好烧烤和火锅的人比比皆是，如果在吃完这些饮食物后，及时服用1支藿香正气水，或者及时用藿香熬点儿粥服用，就可以防止湿热袭身。当然如果在藿香粥中再加入一些除湿清热效果更好的中草药，比如薏米、茯苓等，效果会更好。

藿香鲫鱼

原料：鲫鱼2条，新鲜藿香40克，豆瓣、泡椒、泡豇豆、姜、葱、蒜、盐、油、鸡精各适量。

制作方法：

1.藿香洗净，切成小段，姜切丝，蒜切片，葱切碎，泡椒、泡豇豆切碎；

2.锅加油烧热，下鲫鱼炸至鱼皮双面焦黄后捞出，锅中下豆瓣炒香，加姜、蒜、葱、泡椒、盐、鸡精翻炒均匀，然后放入炸好的鲫鱼及藿香，翻炒3～5分钟后装盘即可。

营养功效：芳香化浊，温胃理气，适用于胸闷不舒、湿邪阴暑、腹痛吐泻、不思饮食、脾胃虚弱等症者服用。

因为湿热所致的失眠、痱子、湿疹、肛门湿疹、汗疹以及女性朋友白带过多等症，都可以通过服用藿香正气水达到防治效果。不过湿疹、肛门湿疹以及汗疹，只要将藿香正气水外涂于患处即可，每天涂擦3～5次，连续擦几日，症状就能得到缓解。而且这类患者洗澡时，在洗澡水中兑入适量的藿香正气水，也能起到防治的功效。

养生金点子：饮用藿香佩兰茶

湿温病初起，宜饮藿香佩兰茶。材料：取藿香、佩兰各10克，绿茶6克。先把茶叶、藿香、佩兰放入杯中，用温开水冲洗一遍，然后倒入沸水，闷泡20分钟，代茶饮。可以起到清热化湿、解暑、和胃醒脾的功效，用于治疗夏日伤暑、湿浊中阻、胃失和降而致的倦怠、胃脘痞闷、恶心、呕吐、口中发黏等症。

第二节

"龟苓膏"——祖传的除湿热秘方

一次一直生活在北方的朋友到南方出差,结果到南方的第五天就开始上吐下泻,腹痛不止。由于工作繁忙,她不想去医院,怕耽误工作,于是打电话向我求助,看是不是有更为简单的方法。我考虑到很有可能是因为环境改变给她带来了不适症状,也许是湿热气太重了,才让她有了不适症状。想到她平时爱吃龟苓膏,于是建议她到附近的药店买些龟苓膏服用试试,但是还是叮嘱她及时到医院就诊。没想到的是,第二天朋友打来电话说,服用龟苓膏后虽然症状还没有全消失,但已经好了很多。

❀ 医师解惑

北方气候干燥,而南方气候湿热,很多北方人初到南方,都会觉得很不适应,出现胸闷气短、泄泻呕吐等症,这多是南方湿热重导致湿热侵袭身体的缘故。龟苓膏则是除湿热的祖传"灵丹妙药"。

龟苓膏是一款传统的药膳,历史悠久。相传最初是清宫中专供皇帝食用的名贵药物,以名贵的鹰嘴龟和土茯苓为原料,再配生地等药物精制而成;其性温和,不凉不燥,老少皆宜。其中鹰嘴龟是名贵的中药,可清热解毒;土茯苓则可祛湿。除这两种主药外,再配以地黄、金银花、绵茵陈等，让清热祛湿的药效更为加强，也让这一膏剂具有了清热解毒、滋阴潜阳、祛湿祛热、保健养颜等功效。因此，朋友在吃过它之后，症状得到了大大缓解。

实战课堂

龟苓膏

原料：

龟苓粉20克，清水450克，蜂蜜适量。

制作方法：

1.将龟苓粉放入小锅中，加清水搅拌均匀；

2.锅放火上，边煮边搅，煮开变成糊状后熄火；

3.将煮好的龟苓膏倒入容器中冷却，然后入冰箱冷藏，食用时取出，切丁，淋上蜂蜜搅拌均匀即可。

营养功效：滋阴补肾，润燥护肤，清热除湿，丰胸，防止肤质老化，提升人体免疫力等。

自己配制龟苓粉的话比较麻烦，因此可以用现成的来制作。不过各药店一般都有现成的龟苓膏出售，如果嫌自己制作麻烦的话，可以买来现成的服用。超市中也有现成的龟苓膏出售，不过是不是能起到祛湿除热的药效就不得而知了，因此还是建议大家要么自己制作，要么到药店购买。

下面我们用其中的茯苓和茵陈为原料为大家介绍一道药膳。

茯苓茵陈鸽蛋

原料：茯苓20克，茵陈20克，银耳15克，鸽蛋20只，料酒、味精、精盐、湿淀粉、鸡汤、油各适量。

制作方法：

1.将茯苓、茵陈研磨成细粉，银耳用温水泡发，去杂洗净，掰成小块，鸽蛋洗净，放入冷水锅内煮熟捞出去壳；

2.锅烧热放油，加鸡汤、鸽蛋、银耳、料酒、精盐、味精、茯苓粉和茵陈粉，煮至银耳熟烂，用淀粉勾稀芡即成。

营养功效：补脑强身，健脾和胃，利水渗湿，宁心安神。

虽然龟苓膏可以有效防治腹痛、上吐下泻等症，但仅针对湿热引起的症状，其他原因诱发的这些症状用龟苓膏就起不到效果了。因此，大家如果患上了此类病症，还是要及时到医院就诊，由医生辨明原因后服药更为妥当。

养生金点子：按揉商丘穴

商丘穴属足太阴脾经，为脾经气血的行经之处，有健脾化湿、通调肠胃的功能。商丘穴位于内踝前下方凹陷中，当舟骨结节与内踝尖连线的中点处。具体操作方法如下：在内踝前下方的凹陷中取穴，用手指按揉该穴位，保持酸重感即可，每次3分钟左右，两脚交替做。

第二节

"葛根芩连汤"治湿热暴泻最好用的药

患者钱某来诊室看病，主述胸部和腹部烦热难耐，口干渴，气喘，且有出汗症状，更重要的是他泄泻不止。我见他舌红苔黄，脉数，由此判断他是因为寒邪袭表，伤及脾脏，进而出现一系列不适症状。因此给他开了葛根芩连汤方剂，每天1剂，每剂2次，连续服用了3天后随诊，他的症状已经明显好转，又服用3天后，基本上痊愈。

医师解惑

寒邪袭表，没能及时祛寒，伤及脾脏，导致脾虚，运化水湿功能下降，湿邪内聚，化热生火，让里热严重，因此见身热口渴、胸闷烦热、口干作渴等症；里热向上蒸腾，熏于肺部，会诱发喘息，向外蒸于肌肤表面，则出现出汗现象；脾虚又湿热内生，由此导致泄泻不止的暴泻症状。上述患者其他一些现象也同样属于里热偏盛的病象。

这种原因诱发的湿热往往会让人忽视寒邪袭表的根本，一味除湿清热，到头来还是难以根除病因。而葛根芩连汤，表里双解，既可以解表除寒，又可以清里除湿热。方中葛根解表退热，升扬脾胃清阳之气，又能治泄泻痢疾；黄连、黄芩前面说过，是清热燥湿、厚肠止痢的药，甘草调和诸药。诸药合在一起就起到了消除胸脘烦热、口干作渴、喘而汗出、舌红苔黄等症的功效。

❀ 实战课堂

葛根芩连汤

原料：葛根15克，黄连9克，黄芩9克，甘草6克。

制作方法：

水煎服。

营养功效：解表清里，主治胁热下利所致的身热下利、胸脘烦热、口干作渴、喘而汗出、舌红苔黄、脉数或促等症。

虽然这剂汤药对于上述患者的病症非常有效，但是大家在应用时，还是要在医生的指导下进行，以辨明病因，合理服药。

脾胃强，则湿热不侵。此汤药中的葛根就入脾胃经，具有健养脾胃的作用，"金元四大家"之一的李杲就说："干葛，其气轻浮，鼓舞胃气上行，生津液，又解肌热，治脾胃虚弱泄泻圣药也。"葛根不仅是疗肌解表的常用中药，还是鼓舞胃气、治脾胃虚弱的圣药，由此就可以看出葛根对脾胃的健养作用。下面就为大家推荐一道养脾胃的葛根药膳。

葛根粥

原料：葛根10克，粳米100克，白糖适量。

制作方法：

1.将葛根择洗干净，放入锅中，加清水适量，水煎取汁；

2.粳米淘洗干净，加葛根药汁一同煮粥，粥熟后调入白糖，再煮一两沸即成。

营养功效：发表解肌，解毒透疹，升阳止泄，生津止渴，强健脾胃。

上述这道粥也可以将葛根粉适量，直接调入将熟的粥中一同熬煮至熟，然后加白糖适量调味。每天服用1～2次，可以连续服用3～5天。

养生金点子：冲泡蒲公英根

蒲公英的嫩茎叶不仅可以起到清湿热、助消化的作用，就是蒲公英的根也具有不错的清热除湿作用。方法：将蒲公英根晒干磨成粉，用沸水冲泡饮用，有一种品尝咖啡的味道。

第四节

"龙胆泻肝丸"遵医使用防大病

小林是一家外企白领，一次来到诊室看病，主述白带很多，淋漓不断，色黄，黏稠且有腥臭味，尿黄，尿量也不多。我问她还有没有其他什么不适症状，她说两胁肋和双乳处会胀痛，且有口苦现象。进一步问诊中，得知小林因为工作的事情经常会生气，但为了安心工作，少些事端，她往往是忍气吞声。又得知小林平时饭量很小，即便如此，胃还经常感到胀痛。由此最终诊断小林是因为肝经湿热导致的带下病以及脾胃不和等症。于是给她开了龙胆泻肝丸泻肝、清热利湿。

医师解惑

人经常生气或有郁闷的情绪，就会导致肝气不舒，肝气郁滞，肝郁不得舒，就会生热化火。同时肝郁，犯克脾胃，导致脾胃功能失常，湿邪内聚，导致湿热，脾湿流注下焦，就见带下淋漓不断等症了。

肝经湿热带下，除了小林所述的一些症状外，白带也可见赤白相间，精神多显抑郁，头晕等。龙胆泻肝丸由龙胆、柴胡、黄芩、栀子等药组成，是临床上清肝胆、利湿热的常用药，用于因肝胆湿热诱发的头晕目赤、耳鸣耳聋、胁痛口苦、尿赤、湿热带下等症。因此，诸如小林这类患者，都可以通过服用龙胆泻肝丸治疗。

❀ **实战课堂**

龙胆泻肝丸

原料：龙胆、柴胡、黄芩、栀子(炒)、泽泻、木通、车前子(盐炒)、当归(酒炒)、地黄、炙甘草。

制作方法：

诸药一起研末，水泛为丸。每100粒重6克，口服，一次3～6克，1日2次。

营养功效：清肝胆，利湿热。用于肝胆湿热所致的不适症状。

龙胆泻肝丸清肝胆的效果显著，但一定要在医生的指导下对症服用。自己在家制作的话难免会觉麻烦，因此还是建议大家在医生辨证论治后，直接服用成品丸药，各大药店均有出售。

龙胆泻肝丸中龙胆也就是前面我们曾具体介绍过的龙胆草，是这剂药丸中的主药。在此，我们再为大家介绍一道由龙胆草制成的清肝胆、除湿热的药膳。

龙胆草蜂蜜饮

原料：龙胆草6克，蜂蜜适量。

制作方法：

1.先将龙胆草拣杂，洗净，晒干，切成碎小段，放入砂锅，加水浸泡片刻，煎煮30分钟，用洁净纱布过滤取汁，倒入杯中；

2.趁龙胆草汁温热时加入蜂蜜，拌匀即可。

营养功效：清肝胆，除湿热，对肝火上逆所致的鼻出血尤其见效。

龙胆泻肝丸需要在医生的指导下进行服用，而由龙胆草制成的药膳同样也需要先辨明体质后再服食。其实不光是龙胆草药膳，即便其他药膳也是一样，都需要对症，否则不仅对身体无益，还会有害。

养生金点子：外治肝胆湿热法

肝胆湿热诱发胁痛的外治法：

①葱白20克，莱菔子15克，共捣烂后加热，外敷贴于痛处。

②香附30克，盐适量，混合后捣烂，外敷贴于痛处。

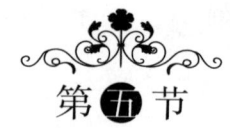

第五节
"防己黄芪汤",风湿热痹的常用汤药

来我处的患者中,不少是中老年人,其中有很多是因为风湿性关节炎来找我的。一位姓袁的患者,55岁,关节局部位置出现了红肿疼痛、酸胀沉痛。经过一番诊断,判断他是因为风湿热痹所致的病症。于是我给患者开了防己黄芪汤,随诊中,效果还不错。

❀ 医师解惑

风湿热痹是由风、湿、热痹共同作用而成。风痹主要以窜痛为主要特征,湿痹以局部酸沉疼痛为主要特征,热痹则主要表现为红肿疼痛,几者结合就形成了上述袁姓患者所患病症。

风、湿、热痹同时出现,多因为风湿阻滞经络,以至于经气运行受阻,郁积化热,才导致的风湿热痹。防己黄芪汤益气祛风、健脾利水,主治风湿、身重等症,是以防己、黄芪,搭配甘草和白术而成。

防己祛风止痛、利水消肿,风湿痹痛、水肿脚气、小便不利、湿疹疮毒等"湿病",都可以用防己防治;黄芪补气升阳、益胃固表、健脾养胃、利水消肿,主要用来治疗气虚乏力、中气下陷等症,养护了脾胃,固护了正气,对湿热等邪气也就起到了抵御作用;白术可以改善脾胃虚弱、湿邪困脾的症状。几者合在一起，除湿清热去痹的功效就显现出来了。

🌸 实战课堂

防己黄芪汤

原料：防己12克，黄芪15克，去芦甘草6克，炒白术9克。

制作方法：

将以上诸药研为末，每次取15克，加生姜4片，大枣1个，同入锅煎煮，去渣取汁温服即可。

营养功效：益气祛风，健脾利水，主治风湿，汗出恶风，身重，小便不利，舌淡苔白，脉浮等症。

防己黄芪汤作为一种流传千百年的经典汤药，应用时还需要在医生的指导下进行。防己因为可以利水祛湿，让湿热少了存在的根基，因此单用来制作药膳，对付湿热也有一定功效。

下面我们就来为大家介绍一道由防己制成的清湿热药膳。

泽泻薏苡仁防己粥

原料：泽泻、防己各10克，薏苡仁、粳米各50克。

制作方法：

1.泽泻、防己研成细末；

2.薏苡仁、粳米淘洗干净，与泽泻、防己药末一同放入锅中，加清水适量，大火煮沸后，转小火熬煮成粥即可；每天1剂，10天为一个疗程。

营养功效：通利水道，化痰祛湿热，补益脏腑，去痛消肿。

诱发关节炎的原因有多种，在治疗时一定要对症。此处所述的防己黄芪汤，针对风湿热痹更为有效，但对于因为风寒等诱发的关节炎症却难显效。

养生金点子：避免淋雨

淋雨会诱发感冒及关节炎、风湿等疾病。中医认为，"风邪易去，而湿邪黏腻最难去"，潮湿多雨的天气会使"老风湿"复发，也可能使一些健康人发生风湿病。如果穿凉鞋走在雨水里，回到家要及时把脚擦干，换上干燥的鞋子。

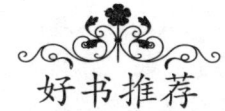

好书推荐

《大病预防先除湿热毒》

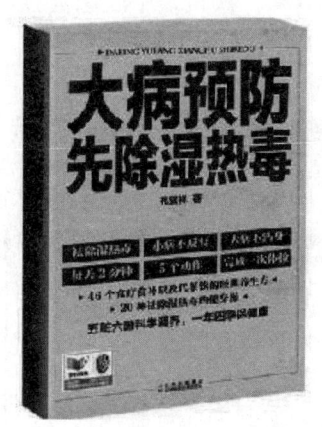

小病不反复,大病不沾身,京城四大名医再传弟子孔繁祥为您讲解中医养生那些很老很老的老偏方,只有医生知道的湿热体质保健方案。

"千寒易除,一湿难去。"因为湿性黏浊,又易与其他外邪勾结,所以是外邪伤身的重要一邪。当湿与热"勾结"在一起时,就形成了诸多疾病的直接或间接促成因素,那就是湿热,涉及身体的十二经脉和全身上下每一寸。积极地防治湿热袭身,防治湿热症,可以得到一劳永逸的效果。本书为您介绍权威可靠的中医祛除湿热毒的方式方法。让您从此小病不反复,大病不沾身,每天2分钟,5个动作,完成一次体检。精选46个食疗食补以及代茶饮的经典养生方,20种祛除湿热毒的健身操。五脏六腑科学调养,一年四季保健康。

《男人冷养,女人热养》

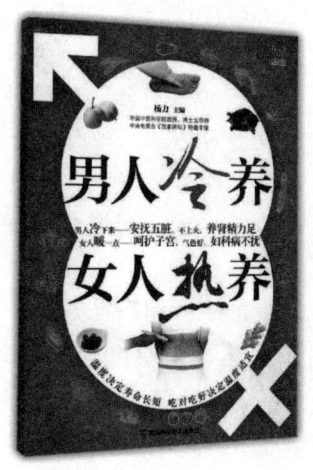

中医养生专家杨力全新力作。温度适宜决定寿命长短。"冷"点的男人活得久,"热"点的女人更长寿。男女养生大不同,男人属阳,女人属阴。男冷养,补肾壮阳效更佳;女热养,补气养血子宫安康。

本书分为上下两篇,上篇介绍了男人为何要"冷"养,以及如何"冷"养能让男性精力更充沛;下篇介绍的是女人为什么要"热"养,以及如何"热"养能让女性更姣美如画。当代男人好热食,烟、酒、肉、咖啡不离口,又因压力大,常焦虑、兴奋,甚至狂躁,产热太多,导致身体热积火重;而女人好凉食,瓜果、凉菜、冷饮,又因操心多、忧虑、郁闷,甚至抑郁,尤其爱穿露装薄衣、短裙,以致积寒受凉太重。并且男人多偏阳,女人常偏阴,阳性热,阴性寒,所以男人多热,应冷养;女人常阴,当热养。本书根据男人女人间的冷热之分、不同的生理特点,有针对性地提出男女不同的养生之道。讲述了如何通过运动、饮食、中医保健技法等方法来实现男人"冷"养与女人"热"养,达到阴阳平衡,共同健康的状态。

❀《养肾就是养命》

年销30万册的养肾经典!肾病学权威专家、中央保健会诊专家、百万级畅销科普作者营养专家!联袂详解只有医生知道的养肾秘诀、激活肾脏滋养全身的保健方法!养肾可以提神醒脑,养好肾才能永不疲劳!

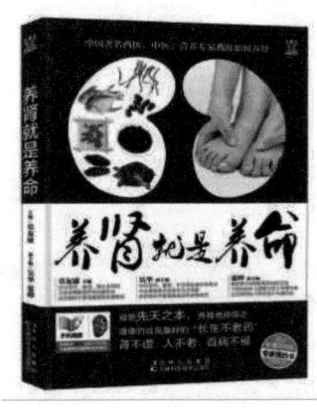

卫生部肾脏病研究所副所长,章友康;中央保健委员会会诊会议专家,吴华;解放军309医院营养科前主任,张晔。国内最权威的肾病专家,结合保健与营养领域的畅销书作者。联袂为读者推出最全面,权威,可靠,实用的肾脏保健经典。本书授予您辨别肾虚等常见问题的绝招,以及时发现问题,并为您总结科学系统的养肾方案。养肾是一个系统工程,本书结合39种最补益肾的食物,11种简单的运动养肾方法,一年四季的养肾之道,近百种食疗食补养肾方,以及13种必知必用的养肾中成药,依读者的需求、习惯和爱好来订制养肾方案,让您找到最适合自己,进而可以自主执行的养肾计划。通过生活中细节的注意,不断积累健康能量,激发肾脏的活力,获得更快乐美好的生活。

❀ 《养肾就是养命2》

畅销书《养肾就是养命》的姊妹篇，301医院专家组成员，党和国家领导人专业保健医师，中华医学会肾脏病学会委员陈振玉，解放军309医院营养专家张晔联袂推出。

本书共有九章，全方位地为您养肾健肾保驾护航。第1章介绍了西医、中医讲的"肾"并且阐述了肾与心、肝、脾、肺的关系等，让您初步了解肾的相关知识；第2章重点讲述了肾虚是怎么回事，让您明白肾虚都有哪些类型；第3章详细解读肾经以及其他养肾大穴，通过按摩、拔罐、艾灸等方法可以治疗肾脏疾病；第4章深度解析了三十多种经典养肾食材以及一些常用的中药，通过食疗达到养肾的效果；第5章具体列举了生活中养肾的细节和运动方法，让您在简单的运动中滋养肾脏；第6章讲述了男人养肾的故事；第7章告诉我们女人养肾也很重要；第8章主要讲老人和小孩养肾的相关知识；第9章介绍了一些常见病，通过调理肾脏的方法也可以使这些疾病得到缓解。希望本书可以为您养肾提供实用的好方法，让您拥有健康体魄。

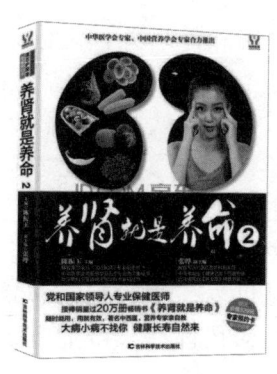

❀ 《养肺就是养命》

北京中医药大学主任医师、中医学博士倪诚教授为您倾情打造的养肺指南，中医抗霾养肺宝典。

肺是人体最主要的呼吸器官，为人体内外气体交换的场所，即通过呼吸运动，吸入自然界的清气，呼出体内的浊气。肺脏好的人，呼吸顺畅，不容易受邪气的侵扰；肺脏不好的人，则容易生病、衰老，每逢伤风受寒，往往会引发感

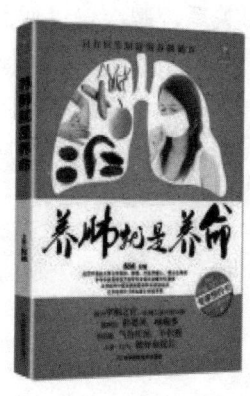

冒、咳嗽等多种疾病。因此，养好肺至关重要。

本书分为8章，主要从养肺常识、雾霾天养肺调理、养肺特效食材、常见肺病调理、四季养肺、运动养肺、按摩艾灸刮痧拔罐养肺、家庭常备养肺中成药等方面为您介绍养肺、护肺知识，使您拥有健康的肺。

❀ 《脾好命就好》

脾虚的女人老得快！脾虚的孩子不长个！调理脾和肾，从小不生病，求医不如求己，脾好命就好！北京卫视养生堂主讲嘉宾推荐。

中医认为，脾胃为水谷之海，是气血生化之源，故有"后天之本"的说法。明代著名医学家张景岳说过："土气为万物之源，胃气为养生之主。胃强则强，胃弱则弱，有胃则生，无胃则死。是以养生家必当以脾胃为先。"可见，脾胃强盛是人体健康长寿的基础。培土固本，健全脾胃，保养正气，应是养生之本。脾、肝、心、肺、肾五脏都是"天生我材必有用"，然而脏与脏之间不是孤立的，而是彼此密切联系着的，如清代张志聪在《侣山堂类辩》中说："五脏之气，皆相贯通。"五脏之间在生理活动和病理变化上有着必然的内在联系，因而形成了脏与脏之间相互资生、相互制约的关系。脾与胃以膜相连，一脏一腑同居中焦，在功能上相互为用，分工合作，整个脾胃的功能构成中气，脾胃中气对于人的生理起到很重要的作用。脾主运化，胃主受纳；脾以升为主，胃以降为和。脾升胃降，纳运正常，共同完成水谷精微的消化吸收，化生气血，充养机体以为后天之本。脾胃升降失和、化源不足，则诸病生焉。

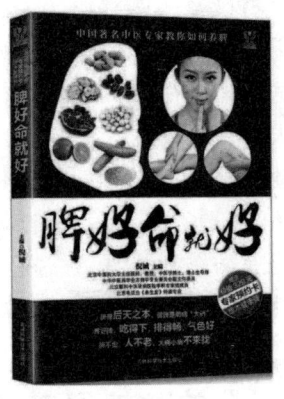

❀ 《肠道保养书》

北京卫视《养生堂》《我是大医生》特约嘉宾王化虹倾情奉献：快速激活肠动力+符合中国人习惯的健康排便技巧=肠道年龄不老化，便秘问题一扫光。

人们生活越来越好，也越来越关注吃，而肠道问题也成了很多人最苦恼的事情，便秘、口臭……这些其实都是肠道发出的健康警告。养好肠道已成了现代人最迫切的需要。本书全面解读肠道微生态，让读者深入了解肠道，认识肠道的真实年龄、肠道有益菌群和肠道疾病的防治方法，旨在让读者熟知肠道的特性，在日常生活中可以有效地保护肠道健康。本书还特别推荐了多种养肠食用菌，并贴心制定了餐桌上的养肠食谱，能让读者在享用美食的同时，逐渐建立起良好的肠内微生态。养生先养肠，充满活力的肠道才是迈向健康的第一步。

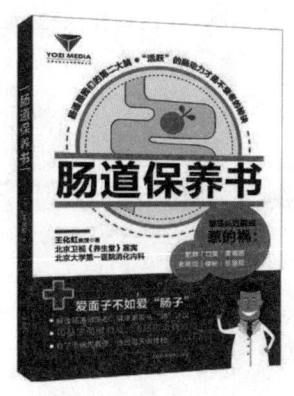

❀ 《阳台上的鲜药房》

中央保健会诊专家、排毒养颜胶囊发明人姜良铎，北京卫视《养生堂》鲜药专家张海滨联手编著！国家中医药管理局、北京市中医药管理局联袂推荐。阳台播种鲜药，随手收获，吃出健康。

"药食同源、食疗养生"是中华传统文化的重要组成部分。古时由于条件所限，大多药膳都以干陈之品入膳，但干陈之品口感差，枯而无味。而鲜药入膳，最大限度地提高了菜品的鲜味和美味。大部分鲜药含有大量的活性酶和挥发油，有效成分极易被人体吸收。而如今中药市场混乱，大家担心买到"黑心药"。本书针对以上两点，精选了60余种功效显著、使用方便、极具观赏性的家庭必备鲜

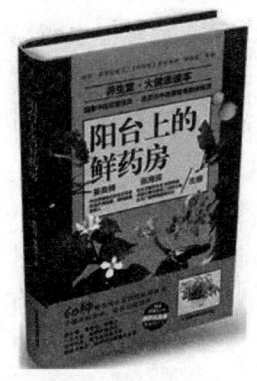

药,从选种、栽培、适用人群、使用方法等方面,详细介绍了每味鲜药。本书图文并茂,极具观赏性的鲜药图鉴,不输给阳台上的每朵花卉。辨识度高,方便零中草药知识的读者辨认,同时也可作为从事中药研究和学习的读者参考使用;容易成活的鲜药,轻松栽培收获快;极具针对性的适用范围,让每位读者都能从中找到最适合自己的养生方案;极简的使用方法,泡着吃、嚼着吃,或者烹饪出一道美味药膳,在享受收获的同时,更能补养一家老小的健康。用绿色装点阳台,用美味补养健康。

❀ 《糖尿病吃对吃好更有效》

协会医院权威专家,教您用简单的食材,将血糖吃下去。吃对+吃好=血糖不升反降。将此书读三遍,糖尿病问题不再烦恼!

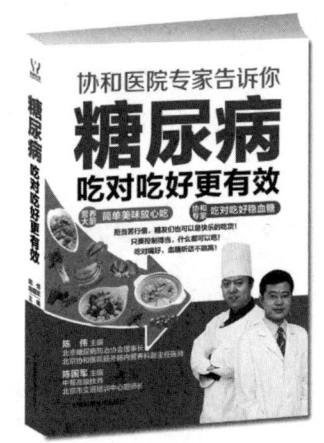

本书共分为六章:第一章降糖两手抓,一手抓选材,一手抓烹饪,主要介绍如何挑选降糖食材,哪些烹饪技巧可以有效降糖。第二章了解对糖尿病有益的营养素,营养素在我们日常生活中越来越重要,糖尿病患者懂得了合理利用营养,降糖效果会更佳。第三章食物交换份,让您想吃啥就吃啥,告诉您糖尿病患者学会食物交换份,也能吃喝自由。第四章吃对吃好有效降糖的50种食物,介绍了适合糖尿病患者食用的家常食材,这样降糖省钱又省事。第五章传统中药稳定血糖,日常生活中,除了一些食材可以降低血糖外,一些常见的、容易买到的中药也有降糖的作用哦。第六章常见并发症这样吃,主要介绍一些糖尿病并发症怎么吃对吃好,稳定病情,更好地享受生活。

❀ 《高血压吃对吃好更有效》

北京协和医院营养科教授权威奉献,告诉您只有医生知道怎样控制高血压的60种常见食材,为您讲解中医养生那些很老很老的老偏方！附赠《高血压按摩疗法》彩色拉页。

关于高血压，您知道的有多少？您能做的有哪些？北京协和医院主任医师告诉您花大钱吃补药，不如吃对饭菜稳血压。本书是一本饮食养生保健图书。全书阐述了11种营养素对降压的好处，从三方面深度解析了60种有效降压食物，并提供了有辅助降压效果的食谱，更方便您的烹饪制作，让您的饮食控制效果更佳；每种食材还配有详细的食谱，教读者怎样将简单食材做成美味。此外还有高血压并发症的饮食调养，4周改善高血压的饮食方案。

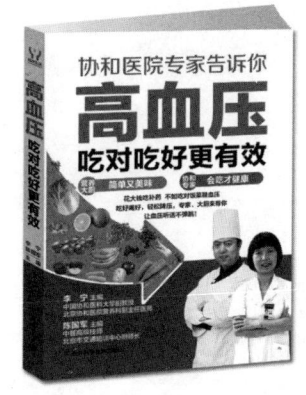

❀ 《一口吃个瘦子》

会吃才会瘦，《养生堂》营养专家张晔倾力奉献，不忌口也能瘦成一道闪电的"超懒人"减肥法，更有独创"彩虹饮食法"，巧搭瘦身小魔咒，一日三餐，100种瘦身食谱大公开，减肥不怕吃，瘦出好身材。

吃货们有福了！谁说减肥一定要忍受饥饿的折磨？科学地分配热量，让您不忌口也能瘦出魔鬼身材。

瘦身，并不是一味地缩减体重，更多的是一种对健康的养生。盲目地节食，不仅容易反弹，身体也会吃不消。其实最有效的瘦身方法，是建立良好的饮食习惯，吃好并且会吃。一口吃个瘦子，在科学分析十种肥胖体质的基础上，搭配最有效的减肥食材，精心调制了百余种可口瘦身餐，瘦脸、瘦腹、瘦腿、瘦全身、清脂排毒，想瘦哪里瘦哪里。吃货的心可以有，完美曲线更要有。

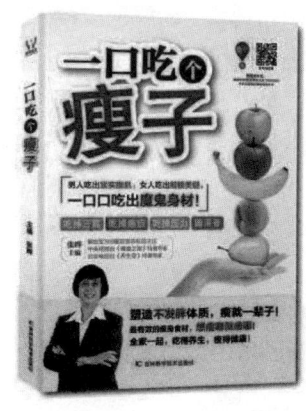

本书旨在让您回到最自然、最健康的饮食状态，不仅改变了您的体重，也改善了您的生活方式，唯一不变的是吃的乐趣。一口吃出健康，一口吃出不发胖体质。